# CUIDAR DE SI

# DANIEL GUANAES

# CUIDAR DE SI

A ARTE DE EQUILIBRAR AS SEIS
ÁREAS ESSENCIAIS DA VIDA

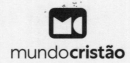

mundocristão

Copyright © 2025 por Daniel Guanaes

Os textos das referências bíblicas foram extraídos da *Nova Versão Internacional* (NVI), da Biblica, Inc., salvo indicação específica.

Todos os direitos reservados e protegidos pela Lei 9.610, de 19/02/1998.

É expressamente proibida a reprodução total ou parcial deste livro, por quaisquer meios (eletrônicos, mecânicos, fotográficos, gravação e outros), sem prévia autorização, por escrito, da editora.

*Edição*
Daniel Faria

*Revisão*
Camila Lima

*Produção*
Felipe Marques

*Diagramação*
Gabrielli Casseta

*Colaboração*
Ana Luiza Ferreira
Guilherme H. Lorenzetti

*Capa*
Rafael Brum

*CIP-Brasil. Catalogação na publicação*
*Sindicato Nacional dos Editores de Livros, RJ*

G946c

    Guanaes, Daniel
      Cuidar de si : a arte de equilibrar as seis áreas essenciais da vida / Daniel Guanaes. - 1. ed. - São Paulo : Mundo Cristão, 2025.
      176 p.

    ISBN 978-65-5988-446-9

      1. Vida espiritual - Cristianismo. 2. Saúde - Aspectos religiosos - Cristianismo. 3. Trabalho - Aspectos religiosos - Cristianismo. 4. Conduta. 5. Bem-estar. I. Título.

25-97053.0

                                  CDD: 248.4
                                  CDU: 27-584

*Meri Gleice Rodrigues de Souza - Bibliotecária - CRB-7/6439*

Publicado no Brasil com todos os direitos reservados por:

Editora Mundo Cristão
Rua Antônio Carlos Tacconi, 69
São Paulo, SP, Brasil
CEP 04810-020
Telefone: (11) 2127-4147
www.mundocristao.com.br

*Categoria:* Espiritualidade
1ª edição: maio de 2025

À Denise, ao Lucas e ao Filipe,
minhas maiores motivações para o autocuidado

# SUMÁRIO

| | |
|---|---|
| Introdução | 9 |
| 1. Relacionamento | 17 |
| 2. Trabalho | 51 |
| 3. Lazer | 77 |
| 4. Saúde | 101 |
| 5. Espiritualidade | 125 |
| 6. Planejamento | 147 |
| Conclusão | 171 |
| Sobre o autor | 175 |

# INTRODUÇÃO

Conhece-te, aceita-te, supera-te.

**AGOSTINHO DE HIPONA**

Os últimos vinte anos da minha vida têm sido dedicados ao cuidado de pessoas. Como pastor, eu cuido de pessoas conduzindo-as em uma caminhada de espiritualidade que lhes ofereça sentido. Como psicólogo, eu cuido de pessoas conduzindo-as em uma caminhada de autoconhecimento que lhes proporcione saúde. De uma forma ou de outra, meu trabalho tem a ver com cuidar.

Existem muitas formas de se cuidar de alguém. Conversar é uma delas.

Uma das coisas que mais gosto de fazer nesta vida é conversar. E, para minha sorte, uma das coisas que eu mais faço nesta vida é conversar.

Minha rotina semanal de trabalho se divide entre dois escritórios. Em um, eu converso com pessoas. No outro, também. Conversas boas. Conversas ruins. Conversas planejadas. Conversas despretensiosas. Conversas curtas. Conversas longas. Conversas fáceis. Conversas difíceis. Conversas necessárias. Conversas desnecessárias.

O motivo de eu gostar tanto das conversas é que as considero experiências muito sagradas. Nem sempre a gente se dá conta disso, mas três encontros inevitavelmente acontecem quando nós conversamos com alguém.

O primeiro é o encontro entre a gente e o outro. É um encontro com um interlocutor que eu chamo de "outra matéria", essa pessoa diante de quem a gente está. O encontro com o outro é sagrado porque ele nos impulsiona para fora de nós mesmos, nos protege de uma postura autocentrada e nos faz descobrir coisas que talvez não encontraríamos em outro lugar.

O segundo é o encontro entre a gente e a ideia que o outro traz. É um encontro com um interlocutor que eu chamo de "abstração", esse pensamento que o outro nos apresenta enquanto fala. O encontro com a ideia que o outro traz também é sagrado, porque ele nos expande, nos provoca, nos instrui, nos questiona e nos faz crescer de um modo que talvez não aconteceria se estivéssemos sozinhos.

O terceiro é o encontro entre quem a gente era até aquele momento e quem a gente passará a ser depois de estar com o outro e com suas ideias. É um encontro com um interlocutor que eu chamo de "mesma matéria", essa pessoa que não é outra senão eu mesmo. O encontro de cada indivíduo consigo mesmo é o que de mais sagrado pode acontecer.

Em alguma medida, o terceiro encontro depende dos demais, porque é nessa experiência de alteridade com o outro e com suas ideias que eu posso ter contato com um "eu modificado". Eu o considero o mais sagrado, porque representa o melhor desfecho para as duas outras experiências.

É como se em cada conversa esse pequeno ciclo de três encontros devesse acontecer. Digo "devesse" porque a verdade é que nem sempre o terceiro encontro acontece.

O primeiro encontro — aquele entre a gente e o outro — é objetivo. Para que aconteça, basta que duas pessoas se aproximem entre si. Qualquer observador minimamente atento perceberá que duas pessoas se encontraram quando isso acontecer. Corpos virados um para o outro, palavras trocadas entre si, olhares atentos. É simples de identificar.

O segundo encontro — aquele entre a gente e a ideia do outro — é subjetivo, mas intuitivo. Quando duas pessoas se encontram, é natural que uma esteja atenta ao que a outra tem a dizer. Obviamente, o grau de atenção que damos a alguém quando ele fala não pode ser aferido por terceiros. Isso significa dizer que ninguém sabe se, de fato, estamos verdadeiramente nos encontrando com a ideia que a outra pessoa nos traz quando partilha algum pensamento. Mesmo assim, todos presumimos que, se em uma conversa alguém fala, então o outro deve prestar atenção. É intuitivo.

O terceiro encontro — aquele entre quem a gente era até encontrar o outro e a sua ideia e quem a gente passará a ser — é subjetivo e intencional. É subjetivo porque esse tipo de transformação a que me refiro não é de uma ordem que os outros veem. Não se trata de uma mudança de forma, de estética, mas de visão, de pensamento. E é intencional, porque ele só acontece se, ao refletirmos acerca do que vimos e ouvimos, nós permitimos que aquilo modifique alguma coisa dentro de nós.

Gosto de me encontrar com os outros. Gosto de me encontrar com suas ideias. Mas o que mais gosto é de pensar que toda experiência de estar diante de alguém e de seus pensamentos pode desembocar em uma terceira experiência que me coloca diante de mim.

É de Agostinho de Hipona, bispo cristão do quarto século e um dos maiores pensadores da tradição cristã até hoje, a frase "conhece-te, aceita-te e supera-te".

Conhecer. Aceitar. Superar. Acho essa síntese maravilhosa! Creio que ela seja capaz de explicar a razão pela qual eu valorizo aquele terceiro encontro. Nesse processo de mudanças ininterruptas que é a vida, sempre que nos deparamos com nós mesmos, somos capazes de nos aceitar e nos superar.

Como já disse, tenho dedicado os últimos vinte anos da minha vida a conversar com pessoas, seja da perspectiva psicológica, seja da perspectiva religiosa, buscando ajudá-las num processo de conhecimento, aceitação e superação. Para a minha alegria, é nítido o aumento na busca por práticas e hábitos pessoais que de alguma forma expressem autocuidado por parte de homens e mulheres das mais diferentes idades.

Certa vez, numa conversa despretensiosa com um amigo, ouvi uma frase que me intrigou. Ele dizia que via como a minha profissão estava vivendo um bom momento e que eu deveria aproveitar essa fase. Arrematou o papo com um: "Vai fundo, porque autocuidado está na moda".

Na hora eu ri. Entendi o que ele queria me dizer. Sua fala era um incentivo, um encorajamento de alguém que estava feliz por me ver exercendo a profissão numa área que hoje anda bem. Concordei e agradeci. Mesmo assim, aquela conversa me gerou outra reflexão: o que significa dizer que "autocuidado está na moda"?

Meu questionamento não teve a ver com o que ele quis dizer com aquilo. Eu não tinha dúvidas quanto à sua intenção. No caso, ele só estava sinalizando que percebia que as pessoas estavam cuidando mais de si, buscando os consultórios psicológicos — esses ambientes profissionais nos quais um indivíduo se encontra com o outro, com suas ideias e, principalmente, consigo mesmo.

O que fiquei pensando, provocado pela fala dele, foi na possibilidade de muitas pessoas acreditarem que "autocuidado está na moda" no sentido de ser um interesse transitório, passageiro. Como se mais cedo ou mais tarde as pessoas fossem perder o hábito de se conhecerem, se aceitarem e se superarem.

INTRODUÇÃO **13**

Fiquei pensando nisso porque sei como a psicologia e as demais ciências que se dedicam à promoção de saúde mental em geral sofreram por muito tempo com preconceito e olhares enviesados. Por mais que esse descrédito tenha diminuído, muitos ainda nutrem desconfiança quanto a sua importância e seus benefícios. Por isso, é bem provável que de fato haja quem encare essa ênfase no autocuidado como algo transitório.

A verdade é que essa é uma moda que veio para ficar. O crescimento de pesquisas que estudam formas de promoção de bem-estar, o surgimento de novos fóruns de debates que exploram os temas da saúde mental, a elaboração de políticas públicas que conscientizam a população acerca de doenças e transtornos dessa ordem, e a inclusão de suas pautas no universo corporativo, por exemplo, mostram que uma cultura de autocuidado está sendo consolidada no mundo de hoje.

As pessoas estão descobrindo na prática que há inúmeros benefícios de que elas podem desfrutar ao cuidarem de si. Apenas para mencionar alguns: redução de estresse, melhora nas taxas dos exames de sangue, estabilização da pressão arterial, melhor qualidade de sono, menos alteração no humor e impacto positivo nos relacionamentos. Estamos entendendo, como sociedade, que cuidar de nós mesmos nos deixa mais felizes.

Como profissional de saúde mental e como pastor que tem entre suas missões ajudar as pessoas a viver com mais qualidade, é muito satisfatório perceber cada vez mais gente se conscientizando de que a vida pode ser mais leve e prazerosa. Há sofrimentos que são inevitáveis, porque inerentes à existência. Entretanto, muitos podem ser evitados caso cuidemos de nós mesmos com um pouco mais de intencionalidade.

Daí o meu intuito de escrever este livro!

Por sinal, este livro que você tem em mãos é uma conversa. Uma conversa sua com o outro — no caso, eu. Uma conversa sua com as

> **AS PESSOAS ESTÃO DESCOBRINDO NA PRÁTICA QUE HÁ INÚMEROS BENEFÍCIOS DE QUE ELAS PODEM DESFRUTAR AO CUIDAREM DE SI: REDUÇÃO DE ESTRESSE, MELHORA NAS TAXAS DOS EXAMES DE SANGUE, ESTABILIZAÇÃO DA PRESSÃO ARTERIAL, MELHOR QUALIDADE DE SONO, MENOS ALTERAÇÃO NO HUMOR E IMPACTO POSITIVO NOS RELACIONAMENTOS.**

ideias do outro — no caso, as minhas. E uma conversa sua — assim espero! — consigo mesmo.

Acredito que, nessa jornada de nos conhecermos, nos aceitarmos e nos superarmos, existem seis áreas da vida que carecem de nossa constante atenção. Elas formam, segundo entendo, a nossa principal matriz de autocuidado. São elas: relacionamento, trabalho, lazer, saúde, espiritualidade e planejamento.

Essas seis áreas representam dimensões da nossa existência que, se bem cuidadas, nos proporcionarão uma jornada muito mais rica. Nossos relacionamentos nos constituem como poucas coisas na vida. Parte do que somos se deve às relações que cultivamos. O trabalho provavelmente nos consome mais do que a maior parte das nossas atividades. A ele dedicamos o maior tempo do nosso dia. O lazer nos revigora como poucas coisas na vida. Sua presença é celebrada, e sua ausência deixa marcas. A saúde é o que de mais essencial temos. Em alguma medida, viver ou morrer depende do que fazemos com ela. Espiritualidade é um elemento profundamente presente na nossa humanidade. Negligenciá-la pode esvaziar a nossa vida de sentido. Planejamento otimiza a maneira como construímos a nossa jornada. Quem não o leva a sério tende a ter mais custos no viver.

Costumo pensar nessas seis áreas da vida como pilares da nossa existência. Não são as únicas áreas que constituem o nosso ser, mas são as que fundamentam as demais. Por isso acredito que seja tarefa primordial refletir sobre o quanto temos investido tempo, recurso e energia em cada uma delas. Assim como é essencial pensar sobre a importância de cada uma para a fase da vida na qual nos encontramos e avaliar se a nossa dedicação é proporcional ao grau de importância que a elas atribuímos.

Meu convite é para que, nesta conversa comigo, você ouça o que tenho a dizer e, provocado da forma que for, converse consigo também.

Meu desejo é o de que, com essas conversas, seja fomentada em você uma dedicação ainda maior ao cuidado de si.

Minha oração é que essa dedicação aumente sua qualidade de vida, produzindo sentido e muita satisfação.

# 1
# RELACIONAMENTO

Todo ser é potência, e a potencialidade
de cada um se desenvolve na relação.

BARUCH SPINOZA

## A MULHER INVISÍVEL

Eu tenho uma lista dos principais problemas que ouço das pessoas. Ela não está escrita em nenhum caderno físico ou arquivo digital. É uma lista que carrego na memória.

Antes que você pense que eu consigo memorizar cada atendimento que faço — o que, evidentemente, é impossível quando se ouve pessoas de segunda a sexta por quase duas décadas —, o que quero dizer é que há temas tão recorrentes nas nossas queixas que é possível formar um ranking dos assuntos mais tratados.

Sei que cada história é única, e nesse sentido é evidente que não existe problema igual ao outro. No entanto, há alguns temas que são preponderantes nas queixas das pessoas, seja nas consultas psicológicas, seja nos gabinetes pastorais. É como se mudassem as personagens e os detalhes, mas os enredos fossem os mesmos.

No topo dessa lista dos principais problemas das pessoas está o tema do relacionamento. Sei que esse é um tema vago e que debaixo dele se encontram muitas subcategorias e classificações. Ainda assim, posso afirmar com segurança que nenhuma área da vida humana é mais afligida do que os relacionamentos em que nos envolvemos.

Dos incontáveis casos relacionados a dilemas relacionais, um em especial me marcou profundamente. Vou chamá-lo de o caso da mulher invisível. Seu nome precisa ser protegido, obviamente. Sua história, entretanto, merece ser contada. Creio que há muitas outras por aí. E homens também.

Era a sua primeira vez no consultório. Como de praxe, pedi que se apresentasse e me dissesse o motivo de ter ido parar ali. Ela me falou seu nome, o que fazia, com quem vivia e, depois de uma pausa, completou: "Eu não sei se você vai acreditar, mas eu sou invisível".

Sentada num sofá na minha frente. Eu havia aberto a porta para ela quando chegara ao consultório. Apertei sua mão, num cumprimento, assim que entrou. Indiquei o lugar onde deveria ficar. Quando começou a falar, olhava para mim o tempo todo. Mesmo assim, dizia ser invisível.

Não que fosse a primeira vez que eu ouvia um discurso dessa ordem. Nessa lida nós encontramos bastante gente que sofre com alucinações, delírios, e que, consequentemente, oferece falas desse tipo. No entanto, há certo grau de previsibilidade de falas dessa natureza.

Geralmente olhares, gestos, tom e conteúdo do discurso são capazes de indicar certas condições psíquicas. No caso da mulher invisível, sua postura não parecia sugerir qualquer alteração psíquica. Seu olhar era tranquilo, sua fala clara e calma. Ela permanecia sentada no sofá sem demonstrar qualquer tensão e não oscilava no humor. Só insistia que era invisível.

Como não era uma informação que eu pudesse ignorar, pedi que me explicasse. Disse a ela que não queria frustrá-la, mas que ao menos eu conseguia vê-la ali. Descrevi suas feições, cor de cabelo, cor de pele. Falei da roupa que ela usava. Enfim, mostrei que ela não me parecia nem um pouco invisível.

Com um riso sarcástico, mas que no fundo expressava cansaço e tristeza, ela respondeu: "Então, se eu não sou invisível, por que todas as pessoas que dizem que me amam fingem que não me veem?".

Claro! Era de outra invisibilidade que ela estava falando. Era real, mas se tratava de uma invisibilidade existencial. Uma invisibilidade demonstrada por um desprezo relacional. As pessoas com as quais ela se relacionava — não quaisquer relações, mas as suas principais relações — a ignoravam num grau que ela sentia como se não pudesse ser vista.

Aquela sessão me marcou, porque mesmo que eu já tivesse lidado com inúmeros casos de pessoas frustradas pela indiferença de terceiros, nenhum relato fora capaz de representar um drama relacional com tamanha intensidade. Relacionamentos importam num grau que, quando ignorados ou negligenciados, podem dar a alguém a sensação de ter perdido a capacidade de se perceber presente nos lugares.

Já faz muito tempo que a mulher invisível me fez aquela pergunta sobre sua invisibilidade. Ainda assim, de vez em quando eu procuro me lembrar daquela história. Só para não me esquecer de como os relacionamentos importam. E como importam!

## A IMPORTÂNCIA DOS RELACIONAMENTOS NA VIDA

Não é sem motivo que o tema relacionamento figura no topo das questões que levam pessoas aos gabinetes pastorais e consultórios de psicoterapia. As relações que cultivamos ocupam um lugar central na nossa vida. Segundo a ótica cristã, isso se deve à forma como nós fomos criados por Deus.

Diferentemente de outras espécies animais, que são gregárias, nós somos seres relacionais. Isso significa dizer que Deus não nos fez apenas para que estivéssemos juntos, mas para que construíssemos laços, traçássemos planos, buscássemos objetivos e vivêssemos histórias carregadas de significado ao lado de outras pessoas.

Pensando na realidade do mundo contemporâneo, talvez uma das formas de percebermos como somos seres relacionais seja constatar a quantidade de pessoas próximas a nós que se sentem

> **DEUS NÃO NOS FEZ APENAS PARA QUE ESTIVÉSSEMOS JUNTOS, MAS PARA QUE CONSTRUÍSSEMOS LAÇOS, TRAÇÁSSEMOS PLANOS, BUSCÁSSEMOS OBJETIVOS E VIVÊSSEMOS HISTÓRIAS CARREGADAS DE SIGNIFICADO AO LADO DE OUTRAS PESSOAS.**

solitárias. Somos aproximadamente oito bilhões de pessoas no planeta Terra. Estamos cada vez mais concentrados nos grandes centros urbanos. Vivemos em uma época de conexões virtuais que nos fazem crer que temos tantos amigos quanto aparecem nos perfis de nossas redes sociais. Ainda assim, curiosamente, cresce o número de pessoas que se dizem sós.

A verdade é que a nós, humanos, não basta estarmos cercados de outros da nossa espécie. Não vivemos em bando; nós cultivamos amizades, formamos família, constituímos sociedade. No fundo, sabemos que não é a quantidade de seres ao nosso lado que importa, mas o quanto conseguimos construir relacionamentos significativos e profundos. É exatamente como diz o provérbio de sabedoria: "Quem tem muitos amigos pode chegar à ruína, mas existe amigo mais apegado que um irmão" (Provérbios 18.24).

Nós aprendemos isso desde o início da nossa vida. Antes mesmo que pudéssemos pensar nessa questão do ponto de vista teórico, já intuíamos acerca do valor das relações. Salvo as tristes histórias de pessoas que cresceram em ambientes hostis e desprovidos de afeto, no geral todos descobrimos bem cedo o valor das relações.

Chegamos a este mundo no seio de uma família. Fomos amados por pais que nos cercaram de carinho, provisão e afeto. Cultivamos ao lado deles uma sensação de segurança indescritível. Se sentíamos medo, corríamos para seus braços. Se eles nos diziam que podíamos fazer algo, acreditávamos em suas palavras. Obviamente, não parávamos para pensar nisso com essas categorias teóricas, mas descobrimos o mundo confiando no relacionamento que tínhamos com ele.

Se tivemos a experiência de crescer numa família com irmãos, eles provavelmente foram o nosso primeiro laboratório de amizade. Diferentemente dos pais, os irmãos cumpriram o papel das primeiras parcerias. E também dos primeiros antagonismos. Porque a relação com os irmãos se dá numa dimensão mais horizontal do que a com os pais — que estão num lugar de superioridade em termos de autoridade, por exemplo — e é com eles que acontecem as primeiras brincadeiras, que se tramam os primeiros planos, que se trocam os primeiros segredos. Também é com eles que aparecem as primeiras divergências, as primeiras brigas. Se não houve irmãos, primos também cumpriram esse papel. É o primeiro protótipo de amizade que experimentamos.

Também é na família que geralmente nos deparamos com a primeira referência de conjugalidade. É ali que, desde a primeira infância, observamos a existência de parcerias que são diferentes da amizade. Que entendemos que existe uma cumplicidade que envolve romantismo, um grau de partilha de vida que difere das demais. No núcleo familiar aprendemos que as figuras parentais são namorados um do outro — que no fundo é uma forma mais lúdica pela qual a criança costuma entender a conjugalidade. E por mais que a criança não pense nisso para si até a fase adequada, é com base no testemunho dessa primeira experiência de parceria romântica que a maioria, no tempo propício, buscará construir suas próprias relações dessa ordem.

É claro, repito, que todas essas percepções não se dão nos termos que eu descrevo aqui. Elas vão sendo construídas com fluidez, entremeadas à vida prática e cotidiana. Ninguém fica teorizando na infância sobre como os pais nos ajudam a ter segurança e encarar o mundo como palco de relações hierarquizadas. Nem sobre como os relacionamentos entre irmãos e primos são protótipos das amizades que virão a seguir. Tampouco sobre como a aliança entre as figuras parentais moldarão suas experiências românticas no futuro. Ainda assim, essencialmente é isso o que acontece.

Todos os dias aprendemos que a nossa história se constrói nos relacionamentos que temos. E boa parte disso acontece intuitivamente. É uma daquelas coisas que a vida se encarrega de nos ensinar. Quem nunca sentiu, ainda pequeno, a dor de saber que um amigo se mudou de escola e agora não vai mais brincar com você? Ou que não chorou a perda de um parente, mesmo daquele que já se imaginava que pudesse partir a qualquer momento?

A explicação para tudo isso é: somos seres relacionais. É por essa razão que as pessoas importam tanto para nós.

Gosto de pensar na ideia de que Deus, quando nos fez, espalhou pedaços nossos pelos outros. Há porções de quem somos que ficam guardadas com outras pessoas. Elas as trazem consigo quando se encontram conosco e as levam depois quando se despedem. Digo isso de modo simbólico. Mas veja você se não é nesses termos que a nossa vida se dá.

Lá em casa somos quatro pessoas. Denise, Lucas, Filipe e eu. Como em qualquer família, temos as nossas rotinas semanais. Cedo de manhã eu deixo os meninos na escola, sigo para a minha atividade física e depois para o trabalho. Denise também segue para a sua atividade física e depois para o seu trabalho. Às vezes volto para almoçar em casa, outras vezes não. No fim do dia é certo que todos nos encontramos. E quando eu os encontro, dou um sorriso que só dou quando os vejo. Não é que eu não tenha sorrido durante o dia. É que quando estou com eles eu abro um sorriso diferente.

Não são só eles que carregam pedaços meus. Quando eu encontro meus amigos, também vejo facetas minhas que não aparecem em outros momentos. Não que elas sejam proibidas ou inadequadas em outras ocasiões. Elas simplesmente saem de cena, e aparecem quando estou com eles. Pode se tratar de uma leveza para brincar ou de uma confiança para desempenhar alguma tarefa. Ou habilidades que parecem emergir em momentos cruciais, na presença de pessoas especiais.

O mesmo fenômeno pode ser pensado em termos negativos. Quando perdemos alguém que amamos, muitas vezes nos perguntamos se conseguiremos seguir da mesma forma. Às vezes achamos que não vamos mais dar conta de sorrir ou brincar. Se perdemos um cônjuge precocemente, por exemplo, achamos que não vamos mais ser capazes de amar alguém. São muitas as experiências que nos fazem pensar que a perda de alguém nos diminui.

É por causa dessas sensações, positivas e negativas, que eu gosto de pensar na ideia de que Deus nos fez portadores de pedaços uns dos outros. Encarar a vida desse jeito me faz querer estar ainda mais perto das pessoas que me são caras. Isso me ajuda a perceber como nós vivemos melhor quando valorizamos os relacionamentos que temos.

Nossas relações são de extrema importância. A triste ironia é que às vezes a dedicação às pessoas que amamos é inversamente proporcional à compreensão do valor delas para nós. Isto é, muitas vezes falamos sobre o quanto determinadas pessoas importam para nós, mas no dia a dia damos a elas poucas demonstrações dessa importância.

É justamente por isso que precisamos considerar e reconsiderar o quanto, de fato, temos nos dedicado às pessoas que amamos. Você pode pensar naqueles que quiser. Entretanto, quero propor três

## CÔNJUGE

Sei que nem todas as pessoas vivem uma relação conjugal. Umas por questão etária. Ou seja, ainda não estão numa fase da vida em que vivem a experiência do casamento. Outras por questão contingencial. Isto é, já experimentaram a conjugalidade em algum momento da vida, mas por algum motivo hoje não vivem mais uma relação dessa ordem. E há ainda aquelas que não vivem ao lado de um cônjuge por uma questão de escolha. Simplesmente optaram por não se casar.

Isso não significa que não podem se beneficiar das reflexões sobre o papel dessa relação na vida humana. Porque mesmo que alguém não viva essa experiência, todos somos em algum grau moldados por esse relacionamento que, não de hoje, se constitui como fundamento nuclear das sociedades.

Do ponto de vista da fé cristã, a conjugalidade ocupa um lugar tão central no tema dos relacionamentos humanos, que a explicação bíblica para a gênese da civilização se dá exatamente nesses termos: o encontro entre duas pessoas que se percebem complementares entre si e que firmam uma aliança para desfrutarem o presente e construírem um futuro.

Há uma riqueza tão grande no texto bíblico que trata da formação do homem e da mulher, que vale uma breve recapitulação da conhecida história do livro de Gênesis. Ela nos ajuda a perceber a importância da conjugalidade na vida.

Conta a história que, depois de fazer o homem, o Criador percebeu que algo não estava bom naquele cenário criado. Ainda que o jardim estivesse cheio de animais, flores e frutos, e que o próprio

Deus estivesse ali, ele sabia que algo faltava ao homem. Uma figura que lhe fosse parceira e ajudadora na sua tarefa de cuidar e desfrutar da criação. Segundo o texto, foi o próprio Criador quem disse que "não é bom que o homem esteja só" (Gênesis 2.18).

Gênesis 2 é uma espécie de aprofundamento em detalhes de uma informação que aparece em Gênesis 1: a formação dos seres humanos. No primeiro capítulo da Bíblia Sagrada, encontramos um relato objetivo da criação de todas as coisas. Há uma descrição do que Deus fez em cada dia da criação, e ao final de cada uma dessas informações uma exclamação: e Deus viu que ficou bom! Quando, no segundo capítulo, é relatada a criação do homem, aparece pela primeira vez no texto uma frase com sentido oposto a esse.

É bastante intencional que, após tantos "e Deus viu que ficou bom", apareça um "não é bom...". De alguma forma a narrativa pretende enfatizar que nós não fomos feitos para a solidão. Mesmo que a natureza estivesse ali em perfeita harmonia e que houvesse toda espécie de animais e de frutos, e mesmo que o próprio Deus estivesse ali ao lado do primeiro homem, a verdade é que ele estava só. E isso não era bom. A solidão nunca é boa opção para quem foi criado como ser relacional.

Há ainda outra camada interpretativa interessante nesse texto bíblico que corrobora com a tese de que a conjugalidade está entre nossas principais relações. Quando descreve a formação da mulher e a chama de "alguém que o auxilie e lhe corresponda" (Gênesis 2.18), as palavras hebraicas que o autor do texto utiliza — *lo esseh ezer kenegedo* — literalmente significam "uma ajuda ou ajudadora contra ele", isto é "uma contraparte". *Ezer* significa auxílio, apoio, ajuda, e *neged* significa contra.

Parece que a ideia pretendida no texto é a de mostrar que o que estava faltando ao homem no jardim era alteridade, ou seja, uma contraparte. E é justamente quando se encontra com essa "ajuda contra" si mesmo, com essa contraparte, que o homem se percebe

> **MESMO QUE O PRÓPRIO DEUS ESTIVESSE ALI AO LADO DO PRIMEIRO HOMEM, A VERDADE É QUE ELE ESTAVA SÓ. E ISSO NÃO ERA BOM. A SOLIDÃO NUNCA É BOA OPÇÃO PARA QUEM FOI CRIADO COMO SER RELACIONAL.**

completo. Curiosamente, ele diz: "Esta, sim, é osso dos meus ossos e carne da minha carne! Ela será chamada mulher, porque do homem foi tirada" (Gênesis 2.23). Talvez seja o texto querendo nos lembrar que a alteridade não nos diminui — antes, nos acrescenta e nos engrandece.

Neste ponto, o texto pode dar lugar à nossa divagação. Num exercício de memória, todos podemos pensar em como, num namoro ou num casamento, experimentamos inúmeras experiências de completude. E isso não se deveu ou deve ao fato de estarmos apaixonados e comprometidos com alguém que era exatamente como nós. Antes, aconteceu porque a despeito das nossas diferenças nós descobrimos e desfrutamos, com o outro e no outro, coisas que não descobriríamos nem desfrutaríamos sozinhos.

Pense em um relacionamento saudável. Quais seriam, para você, os critérios fundamentais para que ele seja classificado dessa forma? Estaria a concordância em absolutamente tudo nessa lista? São felizes os casais cujas opiniões sempre convergem entre si, validando o pensamento um do outro sem nunca haver contradição? Acredito que não.

Primeiro, por saber ser absolutamente impossível que encontremos alguma pessoa que concorde conosco em todas as coisas. Somos seres distintos uns dos outros. Temos culturas familiares próprias, percursos educacionais singulares. Experimentamos traumas que não se equiparam, cultivamos sonhos que os outros desconhecem. Enfrentamos derrotas e acumulamos vitórias que nos deram experiências intransferíveis a terceiros. Tudo isso faz com que cada indivíduo neste mundo de quase oito bilhões de pessoas veja o mundo à sua própria maneira.

Depois, por crer que, mesmo que houvesse alguém que pudesse ser exatamente como nós somos, esse encontro de idênticos não nos faria crescer. Pelo contrário, nos diminuiria. Porque é nas diferenças, nos desafios de convívio, nas reflexões que nascem dos confrontos, nas adaptações aos modos e manias alheias, nas reivindicações do que julgamos ser nosso direito e nas cessões do que descobrimos ser direito do outro, que nós encontramos espaço para amadurecer.

É evidente que, na prática, isso está longe de ser simples. Trata-se de um exercício complexo, que requer de nós perseverança, abnegação, esforço e muito amor. De qualquer forma, que alternativa há senão o reconhecimento de que sempre estaremos ao lado de um *ezer kenegedo*, isto é, uma ajuda contra nós?

Muitas vezes me deparo com cônjuges que se queixam dos seus parceiros. Chegam ao gabinete pastoral ou ao consultório clínico dizendo que está muito difícil prosseguir no relacionamento conjugal. Quando lhes pergunto a razão do descontentamento, ouço respostas do tipo: "Enquanto ela não mudar, não tem jeito", ou "Se ele não entender que as coisas são assim, não vai dar".

Geralmente insisto na pergunta, pedindo um pouco mais de explicação quanto àquela queixa. Tento entender do que aquela pessoa está falando. Se é uma situação específica ou se em outras ocasiões as coisas também são assim. Muitas vezes descubro que, no fundo, o que a pessoa deseja não é convencer o outro de um erro cometido ou defender a sua opinião em uma questão qualquer. Em vez disso, o que a pessoa insiste em fazer é transformar o outro em uma réplica de si.

Perdi a conta do número de vezes que ouvi frases como "ou ele faz do jeito que eu quero, ou então acabou", ou "lá em casa será do meu jeito, não está satisfeita, pode ir embora". Discursos dessa ordem revelam como muitas pessoas encaram a conjugalidade de modo antagônico como nós, cristãos, acreditamos que ela deve ser.

Não significa dizer que sempre deverá haver conflito de opiniões, divergências ou dissonâncias. É evidente que concordamos com os nossos parceiros em muitas coisas. Não fosse assim, dificilmente estaríamos juntos. Da mesma forma que é idealismo infantil supor que encontraremos alguém que seja uma réplica de nós, é otimismo ilusório achar que funcionará uma relação na qual não há pontos de convergência.

Precisamos de cônjuges com os quais tenhamos muitos pontos de convergência. No entanto, precisamos também reconhecer que todo relacionamento conjugal que se pretenda uma parceria de sujeitos idênticos, no fundo, sempre será uma anulação do elo mais fraco. Numa aliança assim, você inevitavelmente se encontrará em uma destas duas posições: sendo subjugado pelo outro ou subjugando o outro.

Entende por que não é sem motivo que dizem que relacionamentos são desafiadores? Construir história ao lado de alguém é acreditar que duas pessoas diferentes entre si podem nutrir amor uma pela outra numa tal medida que, a despeito do que as distingue uma da outra, digam: "Esta, sim, é osso dos meus ossos e carne da minha carne!".

Sou um apreciador dos relacionamentos duradouros. Não encaro a longevidade como uma obrigação, porque reconheço que a complexidade humana muitas vezes inviabiliza a continuidade de histórias. Nem sempre as relações avançam tanto quanto as pessoas gostariam ou imaginariam. No entanto, acredito que há um amadurecimento que todos podemos experimentar quando perseveramos na relação com aquele ou aquela que ocupa o papel da "ajuda contra nós".

Crescemos quando perdoamos, quando somos perdoados, quando cedemos, quando vemos o outro ceder. Evoluímos como seres humanos quando ensinamos e também quando aprendemos. Fortalecemos virtudes e lapidamos o nosso caráter quando atravessamos fases diferentes ao lado de uma pessoa. Tudo isso é valioso, mas requer de nós empenho e dedicação.

Talvez esse seja o grande desafio que enfrentamos, sobretudo num tempo de tanta fluidez, em que tudo é passageiro. Numa época na qual aparentemente as pessoas e suas histórias foram realocadas para a categoria dos itens descartáveis da vida, é necessário um esforço para remar contra a maré e acreditar na importância de perseverar. O relacionamento conjugal está entre os vínculos fundamentais da nossa história.

Daí a minha insistência: se você vive um relacionamento dessa ordem, não deixe de fazer investimentos contínuos nele. Invista tempo com o seu cônjuge. Não dê a ele ou a ela a sensação de que está recebendo migalhas da sua agenda. Muitas vezes isso não é falado, mas é difícil que não seja percebido. E a verdade é que ninguém gosta de sentir que está recebendo o que sobra do tempo de quem ama.

De quando em quando, responda para si mesmo, e com honestidade, perguntas do tipo: O tempo que dedico ao meu cônjuge é proporcional à importância que eu digo que ele tem para mim? Os momentos que passamos juntos podem ser descritos como um tempo de qualidade? Qual é o grau de prioridade que o meu cônjuge tem na elaboração da minha agenda?

Além do investimento de tempo, dedique-se à construção de sonhos com o seu parceiro ou parceira de vida. Desejem coisas juntos. Coisas materiais, coisas imateriais. Coisas fáceis, coisas difíceis. Coisas simples, coisas complexas. O mero fato de desejar algo com alguém já configura um empenho de ambas as partes num estreitamento de vida. Nossos esforços começam a ser alocados naquilo com que sonhamos. Aprendemos a celebrar juntos as pequenas

> **NUMA ÉPOCA NA QUAL APARENTEMENTE AS PESSOAS E SUAS HISTÓRIAS FORAM REALOCADAS PARA A CATEGORIA DOS ITENS DESCARTÁVEIS DA VIDA, É NECESSÁRIO UM ESFORÇO PARA REMAR CONTRA A MARÉ E ACREDITAR NA IMPORTÂNCIA DE PERSEVERAR.**

conquistas nessa construção. Também descobrimos como é bom ter alguém ao nosso lado nos obstáculos que inevitavelmente enfrentamos. E vemos como é indispensável essa companhia nas derrotas que inevitavelmente acumulamos.

Aqui também valem algumas perguntas norteadoras. Por exemplo: Com que frequência eu costumo compartilhar com o meu cônjuge os meus planos e projetos? E com que frequência costumo ouvir do meu cônjuge os seus planos e projetos? Quantas vezes nós nos empenhamos para sonhar juntos? E o quanto conversamos sobre tais sonhos? Os sonhos que temos juntos revelam a importância que eu digo que o meu cônjuge tem no desfrute do meu presente e na construção do meu futuro?

Por fim, eu diria ainda ser fundamental investir numa caminhada de cumplicidade espiritual com a pessoa com a qual vivemos a nossa conjugalidade. Sei que nem todos vivem relacionamentos com pessoas que professam a mesma fé. Por isso, creio serem dois os caminhos importantes nesse sentido.

Aos que têm no seu cônjuge um irmão ou irmã de fé, acredito ser fundamental que se construa uma peregrinação espiritual na mesma direção. Uma vida em que orem um pelo outro e um com o outro. Que se ajudem mutuamente no crescimento em graça e conhecimento de Deus. Que se encorajem mutuamente na prática da ética de Jesus. E, aos que não têm no seu cônjuge um irmão ou irmã de fé, encorajo a orar sempre pelo seu cônjuge e, quando possível, com o seu cônjuge. Que se empenhem numa vida de testemunho que aproxime seu parceiro ou parceira de vida do evangelho de Jesus e do seu gracioso amor.

Aos que não vivem uma experiência conjugal, seja por fase da vida, por contingência ou por escolha, olhem para relacionamentos saudáveis que estão próximos de vocês e se beneficiem do que podem aprender com essas experiências. Vejam o poder da alteridade para fortalecer alianças e nos fazer crescer. Se almejam um dia viver — ou reviver — uma relação dessa ordem, empenhem-se para que ela seja desfrutada de uma tal forma que todos se beneficiem dessa experiência.

Neste ponto, creio que entre as perguntas importantes de serem feitas estejam: O quanto tenho orado pelo meu cônjuge? O quanto tenho orado com o meu cônjuge? De que forma permito que essas orações revelem nossas intenções e nos ajudem a moldar o nosso relacionamento? Minha dedicação neste ponto corresponde ao valor que eu digo que a espiritualidade tem na sustentação desse relacionamento?

Às vezes não nos lembramos disso, mas nós cuidamos de nós mesmos quando cuidamos dos nossos relacionamentos mais importantes. Não que esse deva ser o motivo último de vivermos uma aliança conjugal com alguém, obviamente. Mesmo assim, é importante nos recordarmos do quanto ganhamos, somos abençoados e crescemos quando nos dedicamos a um relacionamento com amor genuíno, muito empenho e firme determinação.

Se, como o primeiro homem do texto bíblico da criação, você encontrou alguém para quem olhou e disse "esta, sim, é osso dos meus ossos ou carne da minha carne", quanto mais você investir nesse relacionamento, mais você desfrutará. Cuidar da sua conjugalidade é também uma forma de cuidar de si.

## FAMÍLIA

Além da conjugalidade, outra área relacional que figura entre as mais importantes nas conversas terapêuticas e pastorais é a familiar. Para tratar tanto das alegrias como das tristezas, o ambiente familiar é o cenário que mais aparece nas narrativas das pessoas.

Podemos estar falando, por exemplo, de um pai ou uma mãe que precisa refletir sobre um tema para educar seus filhos. Às vezes é um irmão que quer entender por que se sente preterido em relação aos demais. Podem ser também avós tentando encontrar formas de ajudar filhos e netos a se reconciliarem entre si. Os enredos são múltiplos, num cenário que quase sempre permanece o mesmo: a família.

Não é sem motivo que isso ocorre. As famílias são o núcleo basilar das sociedades. Tenho plena consciência de que falar desse tema não é simples. A própria definição do que seja um núcleo familiar é plural e diversa. Existem muitas e diferentes configurações familiares em nossa sociedade. No entanto, a despeito das distinções e nuances, é possível pensarmos em alguns elementos comuns que fazem com que as famílias ocupem esse lugar tão sagrado no nosso imaginário.

Elas representam o ambiente das nossas relações mais antigas. Todos nascemos em uma família. Também costumam ser o lugar dos nossos relacionamentos mais profundos. Em algum momento, a maioria de nós forma uma família. E, justamente por esses dois fatores, a família acaba sendo o nosso espaço de maior vulnerabilidade. Ninguém se protege tanto quando está em família.

Qual é o resultado disso? Ali tendem a acontecer as melhores e as piores experiências da vida. Nossas memórias de maior alegria muitas vezes estão nas relações que cultivamos em família, da mesma forma que as lembranças das nossas maiores tristezas se dão nesse núcleo. Se, como mencionei acima, a conjugalidade é o ambiente mais potente na vivência da alteridade, a família é o núcleo mais intenso na experiência da pluralidade.

Essencialmente, família é o lugar de onde viemos. É o espaço da construção da nossa identidade, da identificação dos nossos laços e da formação da nossa subjetividade. Há uma força muito grande atrelada à ideia do núcleo familiar. Nem sempre nos damos conta disso, mas, do ponto de vista relacional, falar de família é resgatar a nossa primeira experiência com o sentimento de posse, num sentido afetivo dessa experiência.

Qual criança, com toda a força que carregava dentro de si, nunca falou: "Esse é o meu pai! Essa é a minha mãe!"? Ou nunca chorou quando alguém mais velho, num tom de brincadeira, abraçava os seus pais, dizendo que eram os pais dele? Quando da chegada do segundo filho, qual mais velho nunca ouviu: "O seu irmão está chegando. Você precisa cuidar dele, ajudá-lo no que for preciso"? Essas e outras tantas falas, costumeiras e triviais, são carregadas de uma força que incute em nós, desde a primeira infância, que existe um núcleo social que podemos chamar de nosso, mais do que qualquer outro do qual venhamos fazer parte.

Nesse núcleo chamado família, começamos a compreender as nossas muitas identidades. Somos filhos, irmãos, netos, primos, sobrinhos. Descobrimos que os níveis relacionais se distinguem entre si, de acordo com a identidade que esteja em jogo em cada momento.

Os contratos relacionais — se posso chamar assim — de um neto com seus avós é diferente dos de um filho com seus pais. E também difere dos de um sobrinho com seus tios, de um primo com os demais, ou de um irmão com suas irmãs. Todas essas relações são tratadas com sacralidade, porque vividas debaixo dessa compreensão

## ESSENCIALMENTE, FAMÍLIA É O LUGAR DE ONDE VIEMOS. É O ESPAÇO DA CONSTRUÇÃO DA NOSSA IDENTIDADE, DA IDENTIFICAÇÃO DOS NOSSOS LAÇOS E DA FORMAÇÃO DA NOSSA SUBJETIVIDADE.

de que somos família. No entanto, cada qual tem os seus próprios contornos.

Mais do que apenas descobrindo os outros, quem eles são e como eles são, vamos nos descobrindo no seio dessa família. Percebemos quem somos, nossos padrões de comportamento. Identificamos as nossas forças e as nossas fraquezas. Adquirimos coragem e enfrentamos os nossos medos. Essas nossas relações mais antigas são tão sagradas que, mesmo quando chegamos a uma fase da vida em que o termo família começa a ganhar novas conotações, ainda mantemos a compreensão de que aquele núcleo basilar de onde viemos e aquelas pessoas em meio às quais crescemos ocupam um lugar especial dentro de nós.

Além da família de onde viemos, há também a família que construímos. Se a família de onde viemos costuma ser o lugar das nossas relações mais antigas, a família que construímos costuma ser o espaço das nossas relações mais profundas.

Diferentemente da família de origem, ela é formada a partir da intencionalidade de uma escolha. Usando os critérios do coração e da razão, nos apaixonamos por alguém e escolhemos fazer dessa pessoa uma companhia para a vida. Numa relação de aliança, começamos a construir um lar. Boa parte das vezes, planejamos filhos.

E assim formamos um novo núcleo, em algum grau semelhante àquele do qual viemos.

Digo que esse novo núcleo é em algum grau semelhante àquele do qual viemos porque ele tende a reproduzir o modelo que primeiro conhecemos. Ou seja, como a família na qual nascemos, a maior parte de nós acaba também se casando e formando um núcleo com cônjuge e filhos. No entanto, ele também é radicalmente diferente daquele do qual viemos. Porque na família originária nós nos descobrimos parte de um núcleo, ao passo que na família que depois formamos nós construímos um núcleo.

Não existe uma relação direta de causa e efeito entre o primeiro e o segundo núcleo familiar. Ou seja, a maneira como experimentamos as nossas relações naquele não é determinante para definir a forma como experimentaremos as nossas relações neste. Não obstante, essas duas experiências exercem mais influência entre si do que muitas vezes imaginamos.

Boa parte das histórias de dilemas familiares que eu escuto está ancorada em experiências anteriores. Pode ter a ver com cultura familiar de origem, com medos e traumas vividos na infância, com aquilo que se via os pais fazerem dentro de casa.

Não é sem motivo que, num casamento, os primeiros anos acabam sendo desafiadores para muitos casais. Imagine duas pessoas que viveram experiências singulares e distintas entre si, iniciando uma jornada de construção de vida em comum. Cada uma traz consigo sua cultura, seus medos, suas expectativas. Cada qual carrega seus sonhos, suas ambições, seus desejos. Ambas têm as balizas morais e os padrões éticos que receberam da sua família. Quando se encontram, trazem tudo isso consigo.

Na primeira fase da vida de um casal, são muitas as situações nas quais eles terão que rediscutir temas. Não é que isso não precisará mais ser feito em algum momento da jornada. Essa é uma tarefa da vida inteira. Acontece que, quanto mais o tempo for passando, em tese, mais vamos conhecendo o outro, mais vamos nos conhecendo e mais vamos estabelecendo quais serão os elementos que nortearão essa relação.

Costumo dizer nas minhas conversas no gabinete pastoral e no consultório que quando duas pessoas se casam elas assumem uma tarefa de desarrumar e arrumar malas. Cada qual chega àquele momento trazendo consigo uma bagagem. Nela estão todos os ingredientes que mencionei acima: cultura, medo, expectativa, sonho, ambição, desejo, moral, ética, trauma, entre outros. A partir daquele momento, terão que desarrumar cada qual a sua mala com o propósito de arrumar uma terceira, que será comum a ambos.

Essa tarefa requer muita conversa, muita paciência, muita abnegação. Ela nos força a reconsiderar aspectos que talvez julgássemos absolutos. Também nos possibilita defender pontos que achamos serem importantes, mas que talvez não estivessem no horizonte do nosso cônjuge. Algumas vezes nos perceberemos arrumando essa terceira mala nas conversas despretensiosas que acontecem, envoltas de romantismo e cordialidade. Em outras situações descobriremos que estamos fazendo isso no meio de uma briga ou desentendimento. Por desafiador que seja, no fundo o que estamos fazendo é construir as bases desse núcleo familiar que está sendo formado por nós.

A mesma coisa acontece com a educação dos primeiros filhos. Com facilidade casais se percebem envoltos nos mesmos dilemas do início do casamento. Cada um viveu em um modelo familiar e teve um tipo de educação. Cada um teve a sua própria percepção da relação parental a partir do que viu em casa. E agora ambos se encontram juntos no desafio de educar, proteger, encorajar, amar, acolher, disciplinar.

O mesmo poderia ser dito acerca de outras fases da vida de uma família. Todas elas demandam de nós um grau de comprometimento e de intencionalidade sem os quais a vida nesse núcleo será bastante desafiadora.

A verdade é que tendemos a romantizar excessivamente os relacionamentos, como se para que eles funcionassem bastasse apenas o afeto que trocamos. No entanto, as relações humanas dependem mais do compromisso que assumimos quanto a nos empenharmos para construir essa aliança do que do afeto que sentimos pela pessoa ao lado da qual nós nos encontramos.

Isso pode ser aprendido com o apóstolo Paulo. Apesar de ser costumeiramente visto até mesmo por cristãos como um mero sentimento, na primeira carta que escreve à comunidade cristã de Corinto, Paulo descreve o amor como uma sucessão de gestos e comportamentos capazes de manter as nossas relações:

"O amor é paciente, o amor é bondoso. Não inveja, não se vangloria, não se orgulha. Não maltrata, não procura seus interesses, não se ira facilmente, não guarda rancor. O amor não se alegra com a injustiça, mas se alegra com a verdade. Tudo sofre, tudo crê, tudo espera, tudo suporta" (1Coríntios 13.4-7).

Percebe como o apóstolo está tratando o amor a partir daquilo que ele faz ou deixa de fazer? Ele descreve uma série de comportamentos para ensinar a uma comunidade repleta de problemas relacionais — como era o caso da igreja dos coríntios — que o caminho do amor se constrói a partir das nossas ações em favor dos outros.

No fundo nós também pensamos assim. Inúmeras vezes eu ouço pessoas se queixarem da falta de amor na sua família. Entre as frases mais comuns estão "ele diz que me ama, mas me maltrata", ou "ela fala que eu sou o amor da vida dela, mas não passa tempo comigo". Escuto também muitos filhos dizendo "meu pai diz que me ama, mas só sabe me bater", ou ainda "eu adoro receber presentes da minha mãe, mas amar não é só isso".

Falas como essas, tão comuns em gabinetes pastorais e consultórios terapêuticos, revelam pelo menos duas coisas. Primeiro, que nossos relacionamentos familiares importam demais. Depois, que mantê-los com qualidade requer de nós intencionalidade e investimento.

Por serem os ambientes de maior vulnerabilidade, as famílias acabam sendo também os ambientes nos quais vivenciamos algumas das maiores dificuldades no campo relacional. Mesmo assim, com toda a complexidade desses relacionamentos, a família ainda costuma ser para a maior parte das pessoas o ambiente relacional mais sagrado.

Se estamos bem em família, costumamos encarar as adversidades da vida com mais facilidade. Se algo de ruim acontece com a família, tendemos a ver outras áreas da vida serem afetadas. O núcleo familiar constitui um pilar fundamental da caminhada de todo indivíduo.

Justamente por isso, dedicar-se intencionalmente aos relacionamentos que compõem esse núcleo é tarefa tão importante. Nesse ponto, penso que fazermos algumas perguntas a nós mesmos possa nos ajudar a avaliar o quanto temos nos dedicado aos relacionamentos familiares.

O quanto eu tenho conseguido demonstrar com gestos e ações o amor que digo nutrir pela minha família? O tempo que passo com as pessoas desse núcleo é capaz de revelar a importância que eu afirmo que elas têm para mim? A despeito do tempo que passamos juntos, nossos encontros revelam qualidade relacional?

Quer estejamos falando das nossas relações mais antigas, a família de onde viemos, quer estejamos falando da família que construímos, não existe a menor possibilidade de que as experiências nesses núcleos sejam vividas sem empenho e dedicação. Além de ser importante pelo bem que fazemos àqueles que amamos, cuidar da família é fundamental porque acaba sendo também uma forma de cuidar de si.

## AMIGOS

O terceiro campo relacional que mais aparece nas conversas terapêuticas e pastorais é o da amizade. Não sem motivo. As amizades são um elemento constitutivo imprescindível à vida. Amigos preenchem um papel singular, diferente daquele que um cônjuge desempenha, e também distinto daquele lugar que a família ocupa.

A amizade tem um caráter intuitivo muito peculiar. Ser amigo não é algo que se busca nem que se combina, mas que se discerne. Diferentemente da conjugalidade, que em geral nasce no desejo de se conquistar alguém e viver com essa pessoa um romance, ninguém conquista um amigo.

Porque, se há a necessidade de se empenhar para existir, então já não é o que pretende ser. O vínculo da amizade está na sacralidade de uma intuição que é silenciosa e bilateralmente reconhecida. E, então, cultivada, nutrida e desfrutada.

A definição mais interessante de amizade que já conheci veio de C. S. Lewis, escritor inglês do século 20. Ele disse que amizade é o que nasce quando um ponto de exclamação surge entre duas pessoas que descobrem que têm em comum algo que acreditavam ser o seu tesouro ou fardo especial, e dizem uma à outra: "Nossa! Você também!".

Por isso acho tão genial a ideia da despretensão da exclamação como nascedouro da amizade. De fato, diz Lewis, sua beleza está exatamente no fato de ela ser desnecessária. Ninguém precisa ser amigo especificamente de alguém. A amizade não tem valor de sobrevivência — no entanto, é uma das coisas que mais dão valor à sobrevivência. Todo mundo é amigo de alguém.

Além de ser diferente da conjugalidade pela razão que aprendi com C. S. Lewis, a amizade também é um relacionamento diferente daquele que vivemos com o núcleo familiar. Isso porque, na maior parte das vezes, seu caráter é cíclico.

## A AMIZADE NÃO TEM VALOR DE SOBREVIVÊNCIA — NO ENTANTO, É UMA DAS COISAS QUE MAIS DÃO VALOR À SOBREVIVÊNCIA.

Pouco pensamos nisso, e alguns até se assustam quando param para refletir sobre o assunto. Mas o fato é que boa parte das experiências de amizade que vivenciamos tem início, meio e fim. E não há nenhum demérito nisso.

Tivemos os amigos da infância. Provavelmente filhos dos amigos dos nossos pais. Também havia aqueles que fizemos na escola. Talvez alguns fossem amigos do prédio, do condomínio, das atividades esportivas que praticávamos. Imagino que, como eu, você não tenha mais convívio com a maior parte deles. Não porque houve algum desentendimento que gerasse um desfecho, mas simplesmente porque cada um seguiu a vida em uma direção.

O mesmo aconteceu na adolescência, na juventude e na fase adulta da história de cada um de nós. Pessoas vêm e vão, seguindo o fluxo da vida. Mudanças, distanciamentos, outros interesses. São tantos os motivos que fazem isso acontecer.

É claro que você pode pensar em amigos com os quais convive por toda uma vida. No geral, entretanto, o que mais temos são amigos de ciclos específicos. E, repito, constatar isso não diminui o valor da amizade. A questão mais importante é que, a despeito da duração de cada um desses ciclos, todos reconhecemos o valor das pessoas que tivemos ou temos ao nosso lado.

Uma coisa bonita da amizade é que ela não tem a ver com quantidade. Aliás, às vezes o foco no número de amigos só nos impede de enxergar a riqueza da qualidade de alguns companheiros de jornada. Não é assim que ensina o livro de Provérbios? Diz o sábio que "quem tem muitos amigos pode chegar à ruína, mas existe amigo mais apegado que um irmão" (Provérbios 18.24).

Imagino que todo mundo tenha na memória o nome de algumas poucas pessoas que foram importantes em ocasiões cruciais na jornada da vida. Amigos que estiveram ao lado em momentos decisivos, que permaneceram dedicados quando a maior parte das pessoas simplesmente desapareceu. Pessoas que, mesmo não estando mais tão presentes em sua vida, receberão um abraço apertado caso você as encontre. Ou que, caso não estejam mais aqui, serão lembradas com lágrimas de emoção quando citadas em uma conversa.

A amizade é o relacionamento que nos lembra que em nós não existem apenas os desejos românticos que destinamos ao cônjuge, os desejos de manutenção de tradição realizados no afeto para com a família de onde viemos, ou os desejos de construção e perpetuação de valores projetados na família que construímos. Também carregamos desejos de alianças de fraternidade, esse tipo de cumplicidade que experimentamos com gente que vive em outra casa, tem a sua própria família, mas ocupa um lugar muito sagrado na nossa história.

Amigos são confidentes de segredos que às vezes pais, cônjuges e demais familiares não sabem. São pessoas com as quais muitas vezes compartilhamos coisas que não queremos dividir em casa.

Pense na adolescência, por exemplo. Alguns temas geram constrangimento se tiverem que ser abordados com os pais. São os amigos muitas vezes que ouvem o que temos a dizer nessa fase da vida.

Na juventude, assuntos relacionados à sexualidade, conversas sobre faculdade e início de carreira também costumam acontecer entre amigos. Às vezes os conselhos recebidos em casa ou na família poderiam ser mais assertivos, pela experiência dos pais, tios ou avós. Mesmo assim, a escolha não raro acaba sendo pela troca de percepções entre aqueles que estão atravessando o mesmo momento de vida.

Adultos também fazem isso. Há casos nos quais alguém partilha com um amigo uma aflição que, se dividida em casa, trará um peso que aquela pessoa não gostaria de colocar sobre os ombros do seu cônjuge naquele momento. Algum acontecimento no trabalho, por exemplo, que está afligindo o seu coração. Num almoço, a partilha acontece com um amigo. Imediatamente aquela pessoa se vê aliviada e segue sua vida. Imagino que todo mundo já tenha vivido uma experiência assim.

É claro que nem só de ombro oferecido para partilhar sofrimento vive uma amizade. Amigos também são encorajadores nos desafios, parceiros de festas nas vitórias e ótimas companhias para se curtir o ócio. É gente que sabe exatamente a palavra que precisamos ouvir, a motivação que temos que receber.

São os amigos que às vezes cumprem o difícil papel do confronto. Sem pensar se gostaremos ou não das palavras, nos dizem coisas importantes, nos momentos necessários, para o nosso bem.

Não são perfeitos, como tampouco nós somos. Erram conosco, da mesma forma que erramos com eles. Mas nos reconhecemos mutuamente como parceiros na vida.

Consegue identificar pessoas assim?

Da mesma forma que somos afetados na conjugalidade e no núcleo familiar, nossa vida também é profundamente impactada pelo que se passa em nossas amizades. Pelo lado positivo ou pelo lado negativo, o que acontece numa amizade tem efeito profundo em nossa caminhada.

Às vezes recebo pessoas no gabinete pastoral e no consultório, geralmente mulheres, que dizem: "Acho que o meu marido está precisando de amigos". É curioso ouvir isso! De alguma forma está implícito ali o reconhecimento de que, por mais que o casamento seja importante e que a família formada pelo casal e pelos filhos seja insubstituível, todos precisamos dessa outra natureza relacional. Há uma lacuna na vida que é preenchida pelos amigos.

Digo que geralmente são mulheres que vêm com essa fala, porque de fato costuma haver mais solidão no universo masculino do que no universo feminino. Talvez a crença de que é necessário manter uma imagem de força e valentia leve muitos homens a não se abrirem e muitas mulheres a se preocuparem com eles. No fundo, todos sabemos que ninguém foi feito para viver só. Como tenho insistido desde o início do capítulo, somos seres relacionais.

Daí a importância de termos amigos — e de sermos amigos. Sobrevivemos sem eles, mas caminhamos muito melhor quando os temos ao nosso lado. Quer sejam ainda aqueles que carregamos desde a infância, quer sejam companhias novas dos ciclos que hoje estamos atravessando, todos precisamos de amizades verdadeiras.

Chego, aqui, ao ponto de fazer aquelas perguntas que têm nos acompanhado nessa conversa. Não basta refletir teoricamente sobre assuntos que julgamos importantes. É necessário ir além, e sermos honestos na análise de como temos encarado tais questões na prática da vida.

Quais são as pessoas que hoje você pode chamar de amigo ou amiga? E quais são as pessoas que hoje chamariam você de amigo ou amiga? Você tem se dedicado a essa amizade tanto quanto gostaria? Seu tempo com essas pessoas é desfrutado com qualidade? Suas conversas continuam a ir da superficialidade dos assuntos mais triviais à complexidade dos temas mais sensíveis da vida, sem que isso coloque em xeque a relação de vocês?

Refletir sobre o quanto temos de fato nos dedicado ao relacionamento com nossos amigos é uma tarefa mais importante do que às vezes supomos ser. Alguns tesouros da vida estão guardados justamente nesses relacionamentos. Além do mais, como você já deve ter percebido, cuidar das suas amizades é também uma forma de cuidar de si.

## Uma palavra final

A citação de Baruch Spinoza no início deste capítulo é verdadeira e profunda. Todos somos potência, e é nos relacionamentos que cultivamos que a nossa potencialidade é desenvolvida. É por isso que prezamos tanto pelas nossas relações.

De minha parte, não há espaço para leituras idealizadas dos relacionamentos humanos. Elas tendem a ser ingênuas e desconsideram que todos somos indivíduos complexos. Mesmo nos relacionamentos que nos são caros, muitas vezes agimos mal. Nossos gestos nem sempre são capazes de evidenciar que amamos alguém. Há ocasiões nas quais eles parecem sinalizar o contrário.

Acontece também de usarmos por descuido palavras que não deveríamos — palavras que acabam sendo mal ditas. Pensamos pouco e falamos demais. Acontece também de dizermos algo dolosamente no intuito de ferir — palavras que se revelam malditas. Pensamos demais e falamos demais.

Seja na conjugalidade, na família ou na amizade, não existe absolutamente ninguém que esteja protegido de ferir e ser ferido. Nossos relacionamentos sempre pressupõem espaço para esse tipo de experiência.

Isso não significa dizer que elas devam ser aceitas com naturalidade ou que devam ter a sua gravidade minimizada. Feridas são sempre experiências ruins, e muitas vezes traumáticas. No entanto, precisamos admitir que o erro faz parte de qualquer relacionamento. E que pretender construir uma história com qualquer pessoa sem que haja margem para que ele aconteça é garantir para si frustração e fracasso.

Não é incomum eu me deparar com pessoas que escolhem não mais estarem abertas para novos relacionamentos. Acontece muito de homens e mulheres que foram feridos num casamento decidirem não mais viver qualquer experiência romântica. De igual forma, ouço relatos de pessoas cuja vivência familiar foi muito difícil e

> **NÓS, SERES HUMANOS, SABEMOS FAZER OS OUTROS SE ALEGRAREM, MAS TAMBÉM SABEMOS FAZÊ-LOS SOFREREM. NÃO DEVERÍAMOS NEGLIGENCIAR ESSE POTENCIAL DESTRUTIVO QUE CADA UM CARREGA DENTRO DE SI. QUANTO MAIS CONSCIÊNCIA TIVERMOS DELE, MAIS CHANCE TEREMOS DE MANTÊ-LO SOB CONTROLE.**

conflituosa a tal ponto que elas escolheram não se encontrar com mais ninguém do seu núcleo de origem. Ou gente que alega ter vivido traições tão duras numa amizade que resolveu nunca mais se permitir ter nenhum amigo.

Obviamente, não me cabe aqui fazer um juízo do direito de cada pessoa de escolher como conduzirá o seu futuro. Só quem vive uma história e os seus efeitos sabe os traumas que ela deixou. Quer no casamento, na família ou nas amizades, há vivências que são inimagináveis a quem tem o privilégio de cultivar relacionamentos saudáveis.

Nós, seres humanos, sabemos fazer os outros se alegrarem, mas também sabemos fazê-los sofrerem. Não deveríamos negligenciar esse potencial destrutivo que cada um carrega dentro de si. Quanto mais consciência tivermos dele, mais chance teremos de mantê-lo sob controle.

Ainda assim, eu sempre me pergunto se, de fato, seria necessário tomarmos medidas tão drásticas e definitivas nas nossas relações.

Admito que há experiências conjugais que findam. Alianças que são marcadas por feridas tão profundas que a sua continuidade se torna humanamente inviável. Reconheço que existem ambientes familiares tóxicos a ponto de se precisar estabelecer distâncias de segurança de determinadas pessoas. E sei que há amizades que se encerram não porque ciclos naturalmente chegaram ao fim, mas porque ações cometidas ou palavras proferidas inviabilizaram a sua continuidade.

O que me aflige é ver como tais experiências às vezes levam as pessoas a tomarem decisões generalistas e normativas. Gente que acha que, porque foi intencionalmente ferida no casamento, jamais encontrará alguém que não faça o mesmo. Ou que pensa que, porque a família foi palco de experiências ruins, não poderá ser espaço de experiências muito boas. Ou, ainda, que acredita que, por ter sido traída por um amigo, não poderá se abrir outra vez para nenhuma relação de amizade.

Traumas tendem a funcionar assim mesmo. Até como uma forma de defesa, eles nos levam a repelir qualquer coisa que guarde algum grau de similaridade com aquilo que nos marcou negativamente. É absolutamente compreensível que ajamos assim, mas é de igual importância que nos empenhemos para superar a crença de que todas as nossas outras experiências serão uma réplica daquela que nos marcou negativamente.

É por isso que aquela história da mulher invisível me marcou tanto. Ela insistia que ninguém que dizia amá-la conseguia enxergá-la. Deixava clara sua frustração com a insensibilidade dos seus familiares em relação à sua presença. Havia admitido como sua suposta condição o que sabia ser impossível: um corpo que não se vê. Mas estava ali num consultório reclamando para si o direito de ser vista.

Ela não queria aprender a viver daquele jeito, numa espécie de aceitação de uma condição irreversível. Sua forma provocativa de se apresentar a mim era um misto de desabafo e pedido de ajuda. Seu desejo era voltar a ser vista pelas pessoas que diziam amá-la.

Nas entrelinhas, a mulher invisível queria saber se havia algo que ela pudesse fazer para que pudesse ser notada. Por isso ela foi e segue sendo para mim uma representação perfeita do valor dos relacionamentos na vida de um indivíduo.

A verdade é que, mesmo com todas as possibilidades de frustração e com todos os riscos que corremos em qualquer tipo de relacionamento, todos nós precisamos de pessoas para viver. Elas são imprescindíveis na caminhada.

Nós crescemos nas interações que mantemos. Ao nos relacionarmos com as pessoas, trocamos percepções da vida, descobrimos outros olhares. Aprendemos a perceber limites, fronteiras, diferenças. Identificamos semelhanças, experimentamos partilhas e fazemos parcerias.

Aquela ideia de que alguns dos nossos pedaços estão espalhados por aí, mesmo que seja lúdica e metafórica, molda o meu imaginário quando penso nos relacionamentos. E me faz sempre lembrar da importância de tratar as relações que cultivamos como estando entre as coisas mais sagradas da existência.

Nos atendimentos como pastor ou psicólogo, procuro sempre acolher a partilha de quem me solicita para uma conversa. Busco escutar com atenção e reagir com a devida reverência ao que foi dito. Torço e oro para que de alguma forma as minhas palavras contribuam para que aquela pessoa, numa conversa consigo mesma, reflita e escolha o melhor para si.

Confesso, no entanto, que, quando o assunto em questão está no campo das relações, costumo sempre nutrir um desejo lá no fundo. O de que aquela pessoa consiga desfrutar com qualidade seus relacionamentos mais significativos, superar os traumas mais profundos, iniciar novos ciclos satisfatoriamente e potencializar cada vez mais a sua vida. Ninguém precisa caminhar como aquela mulher. Ninguém nasceu para ser invisível.

# PARA REFLETIR

1. De zero a dez, que nota você daria ao avaliar os seus relacionamentos?

2. De zero a dez, o quanto você se dedica a esses relacionamentos que considera importantes?

3. Sua dedicação é proporcional ao grau de importância que você atribui a eles?

4. Como melhorar seus relacionamentos?

# 2
# TRABALHO

A persistência é o caminho do êxito.

**CHARLES CHAPLIN**

## A MESMA HISTÓRIA

Era um dia como outro qualquer na minha atividade clínica. Eu estava no consultório recebendo pacientes. São muitas as histórias que ouço no curso de um dia. Na verdade, são fragmentos de histórias. Cada pessoa que chega a uma sessão de psicoterapia traz consigo um pedaço de suas vivências. No geral, o objetivo é entender melhor a própria vida. E para isso cada um fala do que acredita que precisa falar.

Por mais que eu me encontre semanalmente com as mesmas pessoas, e que em tese esses pequenos fragmentos das histórias formem um grande mosaico da trajetória de um paciente, cada sessão é inesperada. Com isso quero dizer que não conseguimos prever o que uma pessoa dirá, até que ela diga o que acha que deve dizer.

Se ao término de um dia eu tivesse que montar um relatório conectando entre si as histórias que ouvi dos meus pacientes naquele período, o resultado provavelmente seria um texto sem o menor sentido. O motivo é óbvio: qual é a chance de duas pessoas que não se conhecem, que vivem realidades diferentes e que experimentam o mundo a partir da sua singularidade narrarem o mesmo fato? Praticamente nenhuma.

Eu sei que é difícil de acreditar, mas houve uma vez — uma única vez — em que a possibilidade venceu a probabilidade nesse cenário.

Dois pacientes, um após o outro, sem que cada qual soubesse da passagem da outra pessoa por ali, vieram ao meu consultório e, no mesmo dia, contaram a mesma história.

Era uma história sobre trabalho. Eu ouço muitas histórias sobre trabalho. Gente que aparenta estar confusa, gente que se revela cansada, gente que se diz realizada, gente nitidamente frustrada, gente motivada, gente desmotivada. Tem todo tipo de gente falando sobre trabalho.

Não é para menos. O trabalho é a atividade com a qual nos ocupamos durante boa parte da vida. Se pensarmos no período do dia em que estamos acordados, proporcionalmente o ambiente de trabalho será o lugar no qual a maioria das pessoas passa a maior parte do seu tempo. Do trabalho depende o nosso sustento. Tanto as nossas necessidades quanto os nossos caprichos são supridos com o fruto do nosso trabalho. O trabalho dá significado à vida, confere senso de utilidade, de missão, de propósito. Falamos sobre trabalho porque boa parte do que somos e do que fazemos tem a ver com essa área da nossa existência.

Nesse dia, o primeiro paciente chegou. Chegou reclamando do trabalho. Era um homem com cerca de sessenta anos de idade, dos quais quase quarenta dedicados a uma mesma empresa. Ele sempre mencionava o nome da empresa, se dizia realizado ali. Nessa sessão em particular, entretanto, ele estava visivelmente cansado. Segundo ele, o cansaço tinha a ver com o quanto toda a sua dedicação ao trabalho lhe havia custado.

Em nome da construção da tão almejada carreira, havia abdicado de boa parte da vida. Segundo me relatou, ele morava na casa com a qual tinha sonhado, mas contava nos dedos das mãos a quantidade de vezes que tinha mergulhado na sua piscina. "De segunda a sexta eu não existo pra ninguém, só para o trabalho", ele falou. E arrematou dizendo que seus fins de semana eram divididos entre as

**DO TRABALHO DEPENDE O NOSSO SUSTENTO. TANTO AS NOSSAS NECESSIDADES QUANTO OS NOSSOS CAPRICHOS SÃO SUPRIDOS COM O FRUTO DO NOSSO TRABALHO. O TRABALHO DÁ SIGNIFICADO À VIDA, CONFERE SENSO DE UTILIDADE, DE MISSÃO, DE PROPÓSITO.**

tarefas que não tinha conseguido terminar no expediente e o sono, que costumava vencer qualquer plano de sair com a família.

Poucos dias antes da consulta ele teve um episódio de estresse no trabalho, provocado por todo esse acúmulo de tensão. Seu perfil não era o de um sujeito de embates e conflitos, mas nesse dia em especial ele gritou numa reunião, disse coisas que não costumava dizer e se retirou da sala bastante descompensado, deixando o ambiente muito desconfortável.

O episódio o fez chegar à sessão de terapia com um misto de vergonha, raiva e frustração. Ele estava começando a se questionar se a forma como havia encarado o trabalho ao longo da vida estava correta. Não era uma reflexão fácil. Boa parte do que ele tinha construído na vida se devia à forma como se dedicara à carreira. Mesmo assim, de alguma maneira ele achava que havia perdido o manejo entre essa e as demais áreas da vida. Saiu do consultório sem saber ainda o que faria, mas bastante reflexivo e decidido a repensar sua relação com o trabalho.

Logo após sua sessão, o segundo paciente chegou. Diferentemente do primeiro, que eu já acompanhava havia mais de um ano, o segundo paciente estava em sua primeira consulta. Era um homem que aparentava ter menos de trinta anos de idade e que com muita desenvoltura começou a se apresentar.

Ele era recém-casado, estava começando a formar sua família e tinha acabado de ser contratado por uma empresa. Era seu primeiro emprego exercendo sua profissão em uma grande empresa. Sua contratação havia acontecido logo depois de se casar, o que lhe deu a sensação de que tudo na vida estava ocorrendo no tempo certo.

Ainda sem muita experiência em sua vivência conjugal e sem saber como seria sua trajetória profissional, idealizava cenários em ambas as áreas da vida. Disse que não tinha expectativa de que a vida fosse perfeita, mas que naquela semana havia passado por uma experiência que o havia feito questionar algumas coisas.

Perguntei se ele queria falar sobre aquela tal experiência, e ele começou a relatar que poucos dias antes, em uma reunião no trabalho, presenciara um episódio que o deixara apreensivo.

Um senhor que tinha idade para ser o seu pai, ele fez questão de enfatizar, tivera uma crise explosiva. "Eu já havia passado por reuniões tensas em ambientes profissionais, mas aquilo foi diferente", contou. Ele me disse que não o conhecia, mas que sabia que se tratava de um funcionário que era muito respeitado pela sua trajetória na empresa. "Ele surtou ali, na frente de todo mundo."

A sensação que ele teve foi a de que aquele senhor falava consigo mesmo, numa espécie de catarse. Todos na sala estavam em silêncio, enquanto o funcionário com a idade do seu pai esbravejava sobre como ele não aguentava mais, sobre como aquela empresa havia acabado com a sua vida. "A reunião voltou ao normal depois que ele saiu, mas eu fiquei com aquilo na cabeça. É a minha primeira semana na empresa, eu não conheço aquele senhor, mas ele me ajudou a ver que eu preciso pensar muito bem a minha relação com o trabalho", foi a maneira como ele arrematou a sessão.

Naquele instante eu já havia feito as conexões na minha cabeça. Quais seriam as chances de dois pacientes desconhecidos me contarem, um após o outro, a mesma história? Pois aconteceu! A mesma história. Dois sujeitos em momentos distintos da vida, decididos a pensar e repensar a maneira como encaram o trabalho.

É conhecida a frase de Confúcio, filósofo chinês que viveu cinco séculos antes de Cristo: "Faça o que você ama e não terá que trabalhar nenhum dia da sua vida". Por mais que o ditado nos lembre que o interesse, o prazer e a satisfação facilitam o desempenho das tarefas, todos sabemos como trabalhar dá trabalho. Inclusive quando trabalhamos com aquilo que amamos.

Por isso, quanto mais refletirmos sobre essa área da vida, mais chance teremos de cultivar uma jornada de trabalho que contribua para que cada um cuide de si.

## PERFORMANCE

A primeira coisa que geralmente nos ocorre quando pensamos em trabalho é a ideia da performance. No sentido mais estrito do termo, trabalhar é atuar, é desempenhar tarefas. O trabalho tem a ver com o conjunto de atividades que exercemos para atingirmos determinado fim.

Ainda que a conceituação desse assunto seja simples, a minha impressão é a de que costumamos ter uma relação muito disfuncional com o trabalho. E isso passa essencialmente pela maneira como lidamos com a ideia da performance. Às vezes desequilibramos para um lado, performando demais. Outras vezes desequilibramos para o outro lado, performando de menos. É difícil julgarmos que estamos desempenhando na medida certa.

A ideia de produtividade nos acompanha ao longo da vida. Aprendemos desde cedo que precisamos produzir. Muito antes de iniciarmos nossas atividades profissionais, nós fomos apresentados à dinâmica da recompensa como paga da realização.

Quando éramos crianças, por exemplo, ganhávamos mesada se deixássemos o quarto arrumado ou se cumpríssemos outras tarefas designadas pelos nossos pais. Na escola, participávamos de competições que nos encorajavam a buscar melhorar e vencer. Se íamos às festas de aniversário dos nossos amigos, brincávamos de gincanas que ofereciam prêmios simbólicos.

Na adolescência, a ideia da importância da performance foi ganhando mais densidade. Já não tinha tanto caráter lúdico como na infância. As notas dos simulados nas escolas nos classificavam em listas que indicavam quão perto ou longe estávamos das vagas para entrar nas universidades. Se não atingíssemos as médias satisfatórias nos cursos em que estávamos matriculados, seríamos reprovados. Caso, por algum descuido, perdêssemos prazos na entrega das atividades escolares, teríamos pontos subtraídos na nota final.

Direta ou indiretamente, todas essas experiências prepararam a nossa consciência para assimilar a dinâmica da performance, tão presente no nosso ambiente de trabalho. Isso significa dizer que desde muito cedo aprendemos que, nesta vida, o nosso desempenho seria cada vez mais avaliado.

Por mais simples que isso possa parecer, a verdade é que lidar com o fator performance mexe com as pessoas de maneiras diversas. Porque somos todos diferentes uns dos outros, também lidamos de formas distintas com as coisas. Uns são instigados com a necessidade de performar, ao passo que outros se sentem intimidados.

Na sua jornada profissional, é possível que você já tenha lidado com pessoas extremamente competentes do ponto de vista curricular. Indivíduos com formação invejável, que frequentaram as escolas mais tradicionais nas suas áreas e foram aprovados com louvor na obtenção dos seus diplomas. No entanto, eram pessoas que quando precisavam entregar uma tarefa, tinham uma dificuldade descomunal de fazê-lo porque se sentiam pressionados demais e não conseguiam avançar.

Lembro-me de uma pessoa que certa vez chegou ao meu consultório exatamente dessa maneira. Sua queixa era de frustração profissional. Eu lhe pedi que me relatasse um pouco da sua vivência no trabalho antes de falar da frustração em si.

Tendo crescido num contexto privilegiado, ela havia frequentado as melhores escolas da sua cidade. Por óbvio, conseguiu ser aprovada na melhor universidade que havia na região. Sempre muito dedicada nos estudos, decidiu que emendaria uma pós-graduação no exterior logo após o término da faculdade. Fez o MBA que queria, na universidade que sonhava. Seu currículo era impecável.

Quando ela voltou do exterior, logo foi abraçada pelo mercado de trabalho. Conseguiu uma vaga em uma empresa de prestígio, ouvindo do recrutador que com aquele currículo ela era tudo de que eles precisavam.

Ouvindo tudo isso, fiquei me perguntando onde estaria tamanha frustração. Foi quando ela relatou que, apesar de toda essa trajetória, não fazia ideia de que teria tanta dificuldade com a pressão por performance no trabalho. Ela chorava muito, frustrada, perguntando de que havia servido tanto empenho e dedicação se agora, na hora de executar, ela travava.

Seu caso não é único. São muitas as histórias com enredos bastante parecidos com esse que eu escuto no consultório e no gabinete. Também escuto outros que descrevem um cenário diametralmente oposto na relação das pessoas com a performance no trabalho.

Há muita gente que trabalha sem dar a devida consideração ao quanto produz, a se produz e a como produz. Pessoas, por exemplo, que não planejam, não calculam, não avaliam. Simplesmente fazem — como se isso bastasse.

Em uma conversa pastoral, recebi um casal que estava enfrentando alguns dilemas no casamento. Segundo ele, as coisas iam relativamente bem. Ele fez até questão de dizer no início da conversa que nem mesmo achava que deveriam estar ali. Como a esposa insistira que me procurassem para ajudá-los, ele a estava acompanhando.

É muito comum que, num atendimento de casal, uma das partes esteja ali por demanda da outra. Como ele não fazia questão de falar, ela foi direto ao ponto. Disse que o amava, mas que não aguentava mais viver com um homem que não trabalhava. Sabendo que seria interrompida nesse momento da fala, ela fez uma pausa.

Ofendido, ele aproveitou a deixa e perguntou: "Como eu não trabalho? Eu saio de casa todos os dias de manhã e volto de noite. Você sabe disso!". Ele disse que trabalhava com vendas e que, diferentemente do trabalho dela, não dava para saber quanto faturaria ao final de cada mês. Mas que dizer que ele não trabalhava era uma ofensa.

Com ar de cansada, como se já tivesse ouvido esse discurso inúmeras outras vezes, ela respondeu. Disse a ele, mas olhando para mim, que o problema não consistia em ele não saber quanto faturaria ao final de cada mês. O problema estava em ele achar que, porque saía de casa de manhã e voltava de noite, estava trabalhando. Segundo ela, para o seu marido o trabalho estava no ato de ir para um lugar chamado escritório e voltar de lá no fim do dia, sem que houvesse a menor necessidade de resultados a entregar, metas a bater, números a alcançar.

O problema é que isso interferia diretamente no lar. "Como a gente paga conta quando ele traz duzentos e cinquenta reais no final do mês sem que isso sequer o faça pensar em fazer outra coisa ou encontrar outra solução para conseguirmos sobreviver?" Na mesma hora ele retrucou: "Eu saí de casa de manhã e voltei de noite, não foi? Se não está satisfeita com isso, pode ir embora".

Ou seja, eu estava diante de duas pessoas que lidavam com o fator performance no trabalho de maneiras distintas entre si. Uma para

> NÃO EXISTE A POSSIBILIDADE DE PENSARMOS NO NOSSO TRABALHO SEM ADMITIR QUE PRECISAMOS ENCARAR NOSSAS TAREFAS A PARTIR DA RESPONSABILIDADE DE ENTREGAR RESULTADOS. NINGUÉM É AVALIADO APENAS PELA SUA PERFORMANCE, MAS TODOS SOMOS AVALIADOS TAMBÉM PELA NOSSA PERFORMANCE.

quem performar era fundamental para que se garantisse o suprimento das necessidades da família, e a outra para a qual a performance no trabalho era um elemento secundário e de menor importância, ainda que isso o expusesse ao risco de perder a própria família.

Percebe como refletir acerca desse assunto é importante? Suas implicações na nossa vida são de ordem prática. Elas afetam a nossa confiança e autoestima, como foi o caso da primeira paciente que estava frustrada por não saber lidar com a pressão do trabalho. Também impactam o nosso dia a dia no nível mais básico, como aconteceu com aquela mulher que temia que as contas não fossem pagas. Ou nos fazem perder relações significativas, como corria o risco de acontecer àquele marido.

Errando para mais ou para menos, a verdade é que não existe a possibilidade de pensarmos no nosso trabalho sem admitir que precisamos encarar nossas tarefas a partir da responsabilidade de entregar resultados. Ninguém é avaliado apenas pela sua performance, mas todos somos avaliados também pela nossa performance.

Nossos resultados falam muita coisa a nosso respeito. Não me refiro apenas à capacidade de produzir. Há muito mais coisas em jogo quando falamos em performance do que apenas o resultado que apresentamos ao término de uma tarefa.

A performance diz muito acerca do nosso comprometimento. Ela é capaz de sinalizar o quanto nós nos dedicamos a determinada tarefa ou projeto. Não é verdade que muitas vezes, mesmo sem entregar o melhor resultado, deixamos nas pessoas a impressão de que somos comprometidos?

Outra coisa que é revelada com a performance é a nossa resiliência. Quantas vezes na vida você enfrentou situações adversas, difíceis, mas mesmo assim conseguiu entregar os resultados que precisava porque sabia que determinada tarefa precisava ser feita? Isso também deixa boas marcas nas pessoas, além de ser fonte de motivação para outros desafios.

Muito do nosso caráter também é revelado às pessoas nesse processo de produzirmos ou performarmos. Ao nos dedicarmos na realização de tarefas, revelamos nossos valores, aquilo que negociamos e o que tratamos como inegociável. Mesmo sem nos darmos conta disso, damos mostras de quem somos ao fazermos o que fazemos.

Tendemos a achar que a performance é uma espécie de obrigação penosa de um sistema social que nos transforma em máquinas. E, por mais que eu saiba que em alguma medida essa sensação se ancora em experiências reais, o fato é que não conseguimos fugir da necessidade de encararmos o nosso trabalho a partir do compromisso de produzir algo para um determinado fim.

Há quem pense ser esse o único fator importante para nortear a maneira como trabalhamos. Há quem caia no extremo oposto de romantizar a relação com o trabalho, como se tudo o que precisássemos ao desempenharmos as nossas atividades fosse ter prazer e nos divertir.

É fundamental que encontremos um equilíbrio na maneira como concebemos as nossas atividades profissionais. Precisamos avaliar constantemente o que fazemos, como fazemos e por que fazemos. É necessário nos dedicarmos com a responsabilidade própria da vida adulta, sabendo que nesta vida performar é fundamental. Performance não é tudo, mas o quanto temos nos dedicado disciplinarmente para produzir os resultados necessários para o nosso avanço? Às vezes ele se revela extremamente penoso, mas o trabalho, dádiva de Deus, dignifica o homem.

## DESCANSO

Sempre que posso eu participo de eventos de liderança. Sejam eles promovidos por organizações do ambiente religioso, do mundo corporativo ou de qualquer outra área, gosto de ouvir o que grandes líderes têm a dizer sobre a vida. Acho enriquecedor saber de que forma eles lidam com as pessoas de modo geral, como encaram a formação e a gestão de suas equipes. Como administram a carreira e os negócios.

Certa vez, ouvindo uma palestra sobre gestão do tempo, fui capturado por um trecho da fala de um grande líder do mundo corporativo. Ele disse que nós respeitamos mais as pessoas que respeitam mais o seu próprio tempo. Naquele momento comecei a pensar nas pessoas que tinham o meu respeito. De fato, todas elas levavam o seu tempo muito a sério. Não apenas o seu tempo de trabalho, mas o seu tempo de descanso também.

Também foi naquele mesmo evento que eu ouvi alguém dizer que quem não planeja o descanso não planejou o trabalho corretamente. A fala não me parecia carregada de um idealismo, como se sugerisse que manejar essas coisas fosse tarefa simples. Era uma provocação quanto à importância de termos intencionalidade no descanso, assim como temos no trabalho.

Escolhi falar sobre descanso especificamente neste capítulo porque penso que uma das dimensões do trabalho seja exatamente essa.

Aquelas duas palestras me ajudaram a compreender conceitualmente aquilo em que eu já acreditava intuitivamente. Não falamos de trabalho apenas quando avaliamos o que produzimos. Também falamos de trabalho quando consideramos a forma como pausamos.

Nesta vida nós lidamos com muitos estigmas. Existem conceitos difundidos, ideias preconcebidas e símbolos já estabelecidos no imaginário humano. É como se, ao pensarmos em determinadas coisas, já tivéssemos certas definições em nossa mente. Esses estigmas não são absolutos, é claro. Eles variam de situação para situação, de contexto para contexto.

Quando pensamos em descanso, por exemplo, num contexto de trabalho, quase que automaticamente somos remetidos à ideia daquilo que precisa ser evitado. Afinal, em um mundo no qual somos tratados como se fôssemos máquinas, se estamos falando sobre trabalho, então estamos falando sobre produzir. Por mais que saibamos que todos precisamos de pausas, a ideia do descanso quase soa antinatural — não combina com trabalho.

Imagine que você está participando de uma longa reunião e acha que precisa fazer uma pausa para descansar por cinco minutos. Estou falando de uma cena comum pela qual todos já passamos, certo? Todos nós enfrentamos demandas de trabalho que parecem intermináveis e vão nos exaurindo aos poucos. Se você, ao pensar em pedir esses cinco minutos de pausa, considerou como aquele pedido soaria aos colegas de trabalho, chefes ou subordinados, é porque, no fundo, carrega esse estigma de que descanso não combina com trabalho.

Existem alguns acordos tácitos que nós fazemos, mas que no fundo não deveriam existir. Muitos deles se sustentam em crenças que não fazem o menor sentido. É o caso da ideia do descanso como algo antagônico ao trabalho. Em vez de ser visto dessa maneira, ele deveria ser encarado como um elemento complementar.

Se produzir é um estímulo humano, descansar é uma necessidade humana. Mencionei anteriormente neste capítulo como nós

## PRODUZIR É UM ESTÍMULO HUMANO, MAS DESCANSAR É UMA NECESSIDADE HUMANA. NÃO SE TRATA DE CAPRICHO OU DE EXAGERO. TEM A VER COM RECONHECER QUE NÓS NÃO SOMOS MÁQUINAS. NÓS SOMOS PESSOAS.

aprendemos desde cedo a nos empenharmos para ser produtivos. Descobrimos a importância e os benefícios da produção e do empenho por resultados. Acontece que às vezes acabamos nos esquecendo de que, do ponto de vista fisiológico, mais importante do que produzir é descansar.

Imagine que você esteja desempregado. Por alguma razão, foi demitido e está em busca de uma recolocação no mercado. Você está sem trabalhar por um mês. Empenha-se para encontrar algo, mas ainda não conseguiu uma nova oportunidade. A falta de trabalho nesse período pode complicar a sua vida do ponto de vista financeiro, pode afetar a sua estabilidade emocional, pode trazer problemas para alguns dos seus relacionamentos. No entanto, a falta de produtividade não colocará a sua saúde em risco.

Pense no cenário contrário a esse. Você está trabalhando. Superfeliz e realizado. Conseguiu uma vaga na empresa que desejou, é bem remunerado, admirado pelos seus pares e reconhecido pelo seu chefe. No entanto, na última semana inteira você só dormiu quatro horas por noite em decorrência do seu trabalho. Por quanto tempo você consegue levar essa rotina sem comprometer a sua saúde?

É por isso que eu digo que produzir é um estímulo humano, mas que descansar é uma necessidade humana. Não se trata de capricho ou de exagero. Tem a ver com reconhecer que nós não somos máquinas. Nós somos pessoas.

Acontece que fomos enfeitiçados pelo mito da performance. Acreditamos que nós somos aquilo que produzimos, a performance que apresentamos. Então queremos performar o tempo todo. E não é de hoje que vivemos assim.

O decálogo de Moisés, código ético mais antigo das tradições judaico-cristãs, trata da questão do descanso justamente para ajudar um povo escravizado a reorganizar a sua forma de pensar o trabalho.

O êxodo foi o recomeço da história dos hebreus. Tirar o povo do Egito foi a tarefa mais fácil. O mais complicado seria tirar o Egito de dentro do povo. Afinal, foram quatro séculos de escravidão. Quantas gerações daquele povo foram formadas sob o estigma de gente de menor categoria, sem importância, cuja existência se justificava pelo cumprimento da tarefa de fazer enriquecer seus opressores.

O texto bíblico diz que Deus ouve o clamor dos hebreus, os livra das garras do faraó e os ensina a ser gente. Porque quem vive como escravo desaprende a ser gente. Não por querer, mas por ser forçado a tanto. Deus, então, dá leis ao povo. Dentre as quais, o mandamento que preconiza o dia do descanso.

No Egito, os hebreus fabricavam tijolos. Seu trabalho era incessante, com turnos ininterruptos. Quando Moisés voltou pela primeira vez para falar com o faraó, a mando do seu Deus, pedindo que ele deixasse seu povo ir ao deserto adorar o Senhor, o rei do Egito ficou tão furioso que determinou que o trabalho dos hebreus fosse intensificado.

Eles não mais receberiam palhas, como acontecia antes. Teriam de buscá-las e fabricar os tijolos simultaneamente, e tendo de produzi-los em maior quantidade. A razão era que, se haviam pedido para descansar, era porque estavam muito ociosos.

Quando Deus livra os hebreus dos egípcios, ele estabelece o descanso como lei. Todo mundo entre os hebreus tem que aprender a descansar. Foi uma forma de lembrá-los de que eles não estavam mais no Egito, de que eles não eram máquinas de produção dos seus opressores, de que descansar não é pecado e que a pausa é necessária.

Pelo mandamento do sábado, Deus ensina àquela gente cujo nome tinha virado "trabalho" que agora eles tinham alguém em quem pudessem confiar para construir uma nova forma de viver. Uma forma que consideraria o descanso como parte integrante do trabalho. Porque, para aquele Deus que os havia livrado da escravidão, só há trabalho digno quando há também descanso planejado.

Ainda que essa ética específica seja própria das religiões que se valem desses textos, seus princípios encontram equivalência em diversos outros sistemas de crenças e também em tantas outras visões não religiosas de mundo. A razão disso é a constatação básica que todos temos acerca da necessidade do descanso.

Quem nunca experimentou um renovo promovido por uma boa noite de sono? Ou não voltou revigorado, desestressado e motivado depois de um período de férias? Quem tem dúvidas de que o descanso renova até mesmo a nossa capacidade criativa e produtiva, nos devolvendo para o trabalho com muito mais qualidade?

Ninguém tem dentro de si uma fonte inesgotável de energia, como se não precisasse ser reabastecido. Talvez em alguns momentos da vida tenhamos acreditado nessa ilusão de que éramos máquinas cuja produtividade poderia ser programada e cujo resultado seria sempre positivamente correspondido.

No entanto, sabemos que a vida se encarrega de nos mostrar como essa ilusão é insustentável. Temos limitações físicas, oscilamos emocionalmente, nossa disposição varia de acordo com as circunstâncias. Todos experimentamos dias e dias. Uns mais fáceis, outros mais difíceis. E quanto antes reconhecermos essa contingência da vida, mais fácil será administrar os desafios da nossa jornada de trabalho.

É por isso que aquelas duas falas ouvidas na palestra que eu mencionei anteriormente foram tão importantes para mim. Não é que elas estivessem trazendo informações novas. Elas só deram forma ao óbvio que todos conhecemos, mas que por razões diversas muitas vezes ignoramos: quando falamos de trabalho, o nosso descanso precisa ser respeitado.

Daí valem algumas perguntas importantes, às quais penso que todos devemos responder. Com qual seriedade encaramos a necessidade de descanso como parte integrante do nosso trabalho? Somos intencionais no cultivo do descanso da mesma forma como somos intencionais no exercício do trabalho? Conseguimos identificar e respeitar os sinais do nosso corpo e da nossa mente quando eles sinalizam a necessidade de fazermos alguma pausa?

Ainda que não seja o único ou mesmo o mais importante critério que determinará a admiração que nutro pelas pessoas, hoje eu procuro avaliar com mais atenção o quanto um indivíduo respeita o seu próprio tempo. Não apenas o tempo que ele dedica à sua produção, mas também o que ele dedica ao ócio que renova. Cuidamos melhor de nós mesmos quando levamos a sério a importância de cuidar do nosso tempo.

## APRIMORAMENTO

Percebo que parte da nossa vida é feita de idealizações. Geralmente as fases iniciais dos ciclos que vivemos são marcadas por muitos sonhos, projetos, rabiscos. Pensamos em como as coisas serão, planejamos as etapas, os seus processos, e como nós faremos o percurso em cada um deles.

Depois, o que geralmente acontece é que a vida se impõe. E o faz de tal maneira que boa parte dos planejamentos que nós fizemos acabam sendo adiados. Na verdade, muito do que idealizamos é abandonado. Os motivos são diversos. Alguns são justos, outros não se justificam. De qualquer forma, é o que vemos acontecer.

Na dinâmica de trabalho isso acontece de diferentes maneiras. Um cenário em especial, no entanto, se repete na rotina das pessoas. Das idealizações relacionadas ao trabalho que nós costumamos fazer, uma das que mais aparece é a do nosso empenho por nos aprimorarmos na nossa formação profissional.

Quem nunca planejou fazer cursos, participar de congressos ou acompanhar debates para não perder o desenvolvimento e as transformações que aconteciam na sua área? E quem, tendo feito isso e analisado o que foi idealizado, nunca se deparou com o contraste entre aquela idealização e a realidade?

Quando converso com jovens recém-ingressados na faculdade, eu os ouço falar de como pretendem frequentar dois congressos por ano, um em cada semestre. E sobre como vão emendar o mestrado tão logo terminem a graduação, fazendo em seguida o doutorado. Geralmente me contam também dos dois outros idiomas que vão estudar durante esse período de faculdade, porque serão fundamentais nas etapas a seguir.

O tom dessas conversas costuma mudar quando esses mesmos jovens começam a fazer um estágio ou quando precisam trabalhar para pagar seus estudos. Os dois congressos por ano viram um, quando muito. O plano do mestrado às vezes é substituído por uma pós-graduação *lato sensu*, de menor duração. Acontece também de ele ser trocado por um MBA, por ser mais voltado para o mercado de trabalho.

Se eu falo com adultos já inseridos no mercado, boa parte deles nem sequer menciona todos esses projetos adjacentes. Não é que eles desconsideram a importância de tais atividades. Acontece que estão em momentos da vida nos quais outras demandas profissionais e pessoais se revelam mais importantes e urgentes.

O juízo mais fácil de se fazer acerca desses cenários que eu descrevi acima seria responsabilizar as pessoas pela falta de prioridades, alegando que quem quer fazer algo se desdobra e encontra um jeito de acontecer. No entanto, eu não acredito muito nos julgamentos simplistas que carregam conotações moralistas acerca da vida. Ela, a vida, é complexa demais para isso.

O que acontece na maior parte das vezes é que, de fato, o ritmo da vida se impõe sobre os nossos planos. E há certas coisas contra as quais não temos nada a fazer. A rigidez de pensamento costuma ser uma característica da imaturidade própria de quem ainda não experimentou tanto a vida. Quando avançamos na caminhada, descobrimos que muitas alterações acontecem no percurso da nossa jornada. Daí a inutilidade dos julgamentos rasos.

Penso, por isso, que talvez o que deveríamos reconsiderar é se todas as vezes que não cumprimos aqueles planos que têm a ver com a necessidade de aprimoramento, de fato não o fizemos porque não pudemos ou porque não quisemos. Se não pudemos, quando poderemos? Se não quisemos, quando quereremos?

Às vezes as contingências da vida nos impedem de cumprir os nossos planos ou nos fazem adiá-los. Todavia, também precisamos admitir que em muitos outros casos o que ocorre é que nos acomodamos, relativizamos a importância do aperfeiçoamento ou damos justificativas para não fazer o que sabemos ser para o nosso bem. Faz parte da vida.

Seja qual for o motivo, no fundo, todos sabemos da importância de nos aprimorarmos. Isso vale para tudo na vida. Queremos ser melhores hoje do que fomos ontem, e melhores amanhã do que somos hoje. Buscamos ser melhores amigos, pais, cônjuges, cidadãos. Queremos amadurecer na caminhada de fé. Queremos evoluir como indivíduos. Evidentemente, queremos também ser melhores trabalhadores naquilo que realizamos.

## ÀS VEZES AS CONTINGÊNCIAS DA VIDA NOS IMPEDEM DE CUMPRIR OS NOSSOS PLANOS OU NOS FAZEM ADIÁ-LOS. TODAVIA, TAMBÉM PRECISAMOS ADMITIR QUE EM MUITOS OUTROS CASOS O QUE OCORRE É QUE NOS ACOMODAMOS, RELATIVIZAMOS A IMPORTÂNCIA DO APERFEIÇOAMENTO OU DAMOS JUSTIFICATIVAS PARA NÃO FAZER O QUE SABEMOS SER PARA O NOSSO BEM.

Nenhuma melhora, entretanto, vem sem que nos empenhemos para isso. É verdade que existem coisas nas quais melhoramos naturalmente com o tempo. Hábitos que são criados por repetição, por observação, por vivência. Se estamos muito ambientados em um determinado contexto, nos familiarizamos e aprendemos a dinâmica do que acontece naquele lugar.

Só que isso não funciona para tudo. Principalmente quando pensamos em trabalho, boa parte do aprimoramento que buscamos passa pelas certificações que conquistamos, pelas feiras e congressos que frequentamos e pelos cursos nos quais nos matriculamos.

Dependendo do ramo da atividade profissional de uma pessoa, ficar desatualizado pode significar perder o emprego ou a credibilidade. Há áreas nas quais as mudanças se dão numa velocidade acentuada. Mesmo aquelas nas quais as transformações são mais lentas, sempre há algo novo sendo dito ou proposto. Como praticamente tudo na vida, o mundo do trabalho é dinâmico. E quanto mais nos lembrarmos disso, mais chance teremos de nos beneficiar desse dinamismo.

Há ainda outros fatores pelos quais devemos considerar o aprimoramento no trabalho como forma de cuidarmos de nós mesmos. Do ponto de vista emocional, o aprimoramento nos faz sentir bem. Isso significa dizer que ele tem um poder de afetar a nossa autoestima.

Pessoas que se dedicam a serem melhores nas suas áreas de trabalho costumam ser também mais confiantes. Afinal, se o aprimoramento traz autoridade, ele também costuma trazer a reboque uma segurança. Não é tão difícil de entender essa relação.

Imagine que você esteja em uma reunião de trabalho e as pessoas comecem a conversar sobre alguns processos específicos que estão sendo adotados no mercado. Você nem sequer ouviu falar deles. Fica constrangido, torcendo para que ninguém lhe pergunte a sua opinião sobre o tema. Se nessa mesma reunião um tema que você domina é trazido para discussão, você provavelmente se sente estimulado a falar. Não se esconde nem deseja que os outros não lhe perguntem nada. Pelo contrário, se habilita com confiança.

Outro aspecto positivo do aprimoramento é que ele faz crescer a nossa credibilidade diante dos outros. Nós tendemos a admirar pessoas que nos dão a sensação de que se empenham para evoluir. Gostamos de ver gente que não está estagnada, que segue em busca de melhorar e crescer.

Você provavelmente já usou o critério do aprimoramento como fator influenciador na escolha de profissionais, mesmo que não tenha se dado conta disso. Quantas vezes fomos em busca de um serviço que fosse prestado sem que tivéssemos recebido nenhuma indicação específica? Ouvimos dois ou três profissionais e depois decidimos qual seria aquele que contrataríamos. Não é verdade que um desfecho comum dessa cena é optarmos por aquele que nos deu mais segurança ao passar informações? A ideia de que alguém está atualizado com as informações nos satisfaz em alguma medida. Isso transmite credibilidade.

Há ainda um terceiro aspecto fundamental do aprimoramento na nossa relação com o trabalho. Talvez seja o mais subjetivo dos três que eu mencionei até aqui. O aprimoramento é uma forma de cuidarmos de nós mesmos.

Existe uma dinâmica de estímulo e motivação presente no ato de investir em nós mesmos. Pense, por exemplo, na satisfação que temos quando nos damos um presente. Compramos algo que desejávamos já fazia muito tempo. Juntamos dinheiro, esperamos o momento certo e fizemos a aquisição que tanto queríamos. Nós nos sentimos bem com isso!

O mesmo acontece quando dedicamos parte do nosso tempo a uma atividade esportiva que nos satisfaz. Por mais cansados que fiquemos ao término do exercício, é recompensador pensar que fizemos aquilo por nós mesmos.

Quando, no trabalho, nos dedicamos a projetos de aperfeiçoamento, nós também sentimos a mesma coisa. Saber que seremos os maiores beneficiados por aquele investimento nos faz avançar, nos impede de desistir, nos motiva a caminhar.

É importante que o ser humano se sinta útil com o que faz. Quando ele investe em seu aperfeiçoamento profissional, o recado que dá a si mesmo é de que ele está avançando. Pode ser custoso, pode demandar sacrifícios e requerer disciplina. Mesmo assim, no fundo ele sabe que fez aquilo por si. E poucas coisas na vida são tão necessárias para o nosso bem-estar quanto sabermos que estamos fazendo as coisas por nós mesmos.

Eu já perdi a conta do número de vezes que ouvi pessoas dizendo que fazem tudo pelos outros, mas que não conseguem fazer nada por si. Gente que gostaria de trabalhar tendo a sensação de que parte do que faz é em benefício próprio. Profissionais que reclamam porque suas empresas não investem em si, em seu aprimoramento.

De fato, existe um limite na expectativa que devemos ter em relação ao que os outros farão por nós. Não sabemos o quanto os nossos empregadores, chefes e supervisores se dedicarão para o nosso aprimoramento. De qualquer forma, por que esperar que eles façam? Não há coisas que nós mesmos podemos fazer para avançarmos em nosso trabalho?

Tente responder para si com honestidade o quanto você tem se empenhado para avançar na sua carreira. Não me refiro apenas a entregar resultados. Falamos sobre isso quando conversamos sobre a importância da performance. Refiro-me à necessidade de sonharmos com progresso no nosso preparo. Quais são os seus planos de crescimento enquanto profissional? Quanto do seu tempo você tem dedicado a cursos, congressos, seminários? Existe algum percentual do seu recurso que você separa para, de tempos em tempos, aperfeiçoar a sua formação? Além de melhorar a sua autoestima e aumentar a sua credibilidade, aperfeiçoar-se é mais uma forma de você cuidar de si.

## Uma palavra final

Gosto muito de acompanhar a trajetória de profissionais bem-sucedidos. Sempre procuro ler biografias de pessoas que se destacam no que fazem. Seja qual for a área de atuação, percebo que todas têm uma característica em comum: persistência.

Por isso a frase do Charles Chaplin que aparece como epítome deste capítulo é tão importante. A persistência de fato é o caminho do êxito. Não há fórmulas, atalhos ou outro tipo de encurtamento de percursos. É necessário perseverar com disciplina para que se chegue aonde se deseja.

Atualmente tem ocorrido uma transformação nos modelos tradicionais de aperfeiçoamento profissional no mundo. Acredito que as inovações e a proliferação de formatos para difundir informação, gerar conhecimento e possibilitar transformações são sempre

# A PERSISTÊNCIA DE FATO É O CAMINHO DO ÊXITO. NÃO HÁ FÓRMULAS, ATALHOS OU OUTRO TIPO DE ENCURTAMENTO DE PERCURSOS. É NECESSÁRIO PERSEVERAR COM DISCIPLINA PARA QUE SE CHEGUE AONDE SE DESEJA.

bem-vindas. No entanto, às vezes penso que estamos tentando criar modelos insustentáveis.

O que mais vejo são cursos que tratam a vida de forma simplista, fazendo pretender que tudo de que precisamos é comprar pacotes de informações formatadas, que nos servirão como fórmula para nos fazer avançar. São cursos e mais cursos repletos de regras a serem seguidas, geralmente anunciados com promessas de que transformarão a vida das pessoas numa velocidade recorde.

A aprendizagem não é um ato de transmissão de informações prontas e absolutas que só precisam ser absorvidas. Antes, é um processo carregado de particularidades e subjetividades, e que justamente por isso varia de pessoa para pessoa no modo como se dá. Seja como for, ela requer de todos persistência.

É evidente que, aos que pensam na informação do ponto de vista da venda, do lucro e do resultado, as fórmulas e regras são muito mais sedutoras. Entretanto, a verdade é que nós não precisamos apenas de informações que estão a um clique da nossa mão. Precisamos principalmente aprender a fazer caminhos que não se vendem nem se copiam, posto que nos são internos e irreproduzíveis. São os caminhos da sabedoria.

Em uma era repleta de informações, do que talvez mais careçamos seja buscar sabedoria na maneira como trabalhamos. Trabalhar bem não tem a ver com aprender métodos e decorar fórmulas. Tem a ver com produzir, descansar e se aperfeiçoar, aprendendo a discernir os próprios momentos, a própria velocidade e, assim, crescer.

# PARA REFLETIR

1. De zero a dez, que nota você daria ao avaliar o seu trabalho?

2. De zero a dez, o quanto você se dedica ao seu trabalho?

3. Sua dedicação é proporcional ao grau de importância que você atribui a ele?

4. Como melhorar sua maneira de trabalhar?

# 3
# LAZER

O que fazemos durante as horas de trabalho determina o que temos; o que fazemos nas horas de lazer determina o que somos.

**CHARLES SCHULZ**

## Tempo perdido

São tantas histórias que ouço nos gabinetes pastorais e consultórios terapêuticos que é impossível registrar todos os casos que gostaria de levar na memória. Particularmente, penso que quando ouvimos as pessoas temos sempre a possibilidade de refletir sobre a nossa própria vida. Ainda que as narrativas sejam sobre elas, em alguma medida o que escutamos nos permite pensar nos nossos próprios caminhos, ajudando-nos a aprender o que fazer e também o que evitar.

É por isso que digo que é um privilégio ouvir tantas histórias. Há muita sabedoria que pode ser extraída dos relatos de cada pessoa, esteja ela falando dos seus acertos ou dos seus erros, das suas conquistas ou das suas derrotas. Como falei, gostaria de registrar na memória mais histórias do que sou capaz de fazer. Algumas, entretanto, são difíceis de esquecer.

Certa vez, recebi uma pessoa no gabinete pastoral. Não era alguém que frequentava a igreja que eu pastoreio, e eu jamais havia visto aquela pessoa antes. Depois de ter ido participar de um culto, ele se sentiu encorajado a me procurar para uma conversa pastoral. Fez contato com a secretaria da igreja e marcou um encontro comigo.

Quando ele chegou em meu escritório, sem saber do que se tratava, eu perguntei como poderia ajudá-lo. As pessoas geralmente procuram conversar com um pastor em busca de ajuda.

Ele respondeu que sabia que eu não poderia resolver a sua questão, mas que mesmo assim havia resolvido ir ali. Eu lhe perguntei qual era a questão, e ele me disse: "Como faz para recuperar um tempo perdido?".

De fato, não havia nada que eu pudesse fazer nesse sentido. Nesta vida, tempo é uma coisa que não se recupera. Daí algumas das nossas maiores angústias estarem atreladas às constatações de que algumas fases não foram bem vividas, ou que algumas relações poderiam ter sido mais bem desfrutadas, ou mesmo que algumas das nossas escolhas poderiam ter sido diferentes.

Mesmo ciente de que não poderia fazê-lo recuperar um tempo perdido, pedi que ele me explicasse um pouco mais detalhadamente aquilo a que estava se referindo com seu pedido de ajuda. Quando as pessoas nos buscam com pedidos impossíveis, é evidente que elas não estão solicitando que façamos o que está para além das nossas possibilidades humanas. Elas estão apenas narrando suas experiências para que, pelos menos, consigam encontrar maneiras possíveis de lidar com aquilo dali em diante.

Foi quando ele me contou que havia perdido toda a sua juventude por motivos de convicção religiosa. Sua fala foi: "Eu me privei de uma série de momentos de lazer durante vinte anos da minha vida porque me ensinaram que eu não podia me divertir".

Àquela altura eu já imaginava a que ele estava se referindo. Algumas tradições religiosas são muito castradoras e acabam incutindo nas pessoas a ideia de que viver uma espiritualidade séria significa adotar um estilo de vida sisudo. Nesses contextos, diversão, prazer e celebração carregam uma conotação muito forte de carnalidade.

Eu lido com muitas pessoas que cresceram formadas nesse tipo de contexto religioso. Sei como isso deixa marcas na vida.

Acontece que a maneira como ele me narrava a sua experiência era muito singular. Primeiro por causa da sua angústia, misturada com tristeza e raiva. Ele parecia carregar um misto de desapontamento consigo mesmo por ter se permitido viver daquele jeito, e de raiva em relação aos líderes religiosos que o toleraram por tanto tempo.

Acho que ele percebeu no meu semblante que o que ele me dizia não me impressionava. Foi quando ele me disse a frase que mais me marcou naquela conversa: "Eu nasci no final da década de 1960. Se você me perguntar qualquer coisa que tenha acontecido nos anos 1980 e 1990, eu não sei. Perdi duas décadas da vida, as décadas da minha adolescência e juventude. Aprendi que qualquer forma de lazer seria uma distração da vida que eu deveria viver. Como faz para recuperar esse tempo perdido?".

Fiquei pensando, depois daquela conversa, em como a demonização do lazer faz parte da vida de muita gente. Em nome da preservação de uma caminhada com Deus, muitas pessoas são privadas de experiências maravilhosas que não apenas nos constituem, mas também contribuem para que tenhamos mais qualidade na nossa jornada.

Pensei também em como não é apenas o contexto religioso que pode impedir as pessoas de cultivarem momentos de lazer. Ouço muitos outros relatos de pessoas que não desfrutam de diversão, não frequentam atividades culturais nem cultivam hobbies porque acham que a vida se restringe a trabalhar.

Pode parecer óbvio, mas a verdade é que nem todos aprendemos que precisamos desfrutar da vida. A alguns, isso parece ser apenas uma opção. A outros, uma tentação. Ainda há aqueles para os quais o lazer é uma forma de escape ou fuga.

Estou entre os que acreditam que o lazer é tão importante quanto o trabalho na vida de qualquer pessoa. Não acredito que o propósito da nossa existência esteja apenas naquilo que produzimos ou que a qualidade dos nossos relacionamentos dependa apenas do cumprimento das nossas obrigações.

Nesta vida todos precisamos sorrir, gargalhar, chorar de alegria e emoção. Todos temos o direito de sentir prazer, de celebrar e festejar.

Não existe pessoa que não precise viver experiências que tenham a ver apenas com desfrutar, aproveitar ou curtir.

Sabe quando percebemos isso? Geralmente quando esses momentos estão em falta na nossa vida. Ignoramos essa demanda existencial até a hora em que ela se revele grande o bastante para que continuemos a negligenciá-la. Ou, como foi o caso daquele homem que me procurou no gabinete pastoral, quando nos desesperamos por percebermos que, sem precisar, perdemos algo irrecuperável.

Como fazer para recuperar um tempo de lazer perdido? Honestamente, não há nada que possa ser feito. No caso daquele sujeito que entrou no meu escritório admitindo saber que eu não poderia ajudá-lo, não havia o que eu pudesse fazer. Como, passados tantos anos, fazer alguém recuperar as décadas de 1980 e 1990 da sua vida?

Só uma coisa poderia ser feita ali. Levá-lo a perceber que se o passado não pode ser alterado, refletir sobre ele adequadamente pode nos ajudar a reorganizar o presente e a planejar bem o futuro. No caso dele, o importante era saber como fazer para não deixar mais o tempo passar sem que a vida fosse desfrutada com toda a sua potencialidade.

Ninguém viverá o melhor da sua vida se negligenciar a importância que o lazer tem na jornada de todo indivíduo. Não cuidamos de nós mesmos apenas quando fazemos uma manutenção burocrática dos nossos relacionamentos. Tampouco quando nos dedicamos ao nosso trabalho como profissionais responsáveis. Também cuidamos de nós mesmos quando damos ao lazer a atenção que lhe é devida. Não é sem motivo que muitas vezes, nos consultórios médicos e psicoterapêuticos, com resultados dos nossos exames clínicos nas mãos, o que ouvimos dos profissionais que querem nos ajudar é: "Vai curtir a vida".

Quem quer cuidar de si precisa levar a sério o seu lazer.

> **SE O PASSADO NÃO PODE SER ALTERADO, REFLETIR SOBRE ELE ADEQUADAMENTE PODE NOS AJUDAR A REORGANIZAR O PRESENTE E A PLANEJAR BEM O FUTURO.**

### DIVERSÃO

Por alguma razão, acabamos atrelando a ideia da diversão a uma demanda própria do ser humano na fase da infância. Afinal, no nosso imaginário são as crianças que precisam brincar.

Acertadamente defendemos que as crianças devem se preocupar com estudar e se divertir. Protegemos nossos filhos daquilo que parece incompatível com a fase da vida na qual eles estão. E muitas vezes dizemos que é bom que eles se divirtam agora, porque depois não se divertirão mais.

A ideia da diversão como sendo uma experiência antagônica à vida adulta acaba sendo muito difundida. Não de modo direto, evidentemente. É difícil que você escute alguém dizendo que adultos não podem se divertir.

Acontece que algumas coisas se revelam na prática, mesmo que nunca apareçam no discurso. Nem tudo aquilo que praticamos na vida decorre de convicções explícitas que carregamos. No caso da resistência à diversão na vida adulta, geralmente ela é fortalecida de forma indireta.

Conversando constantemente com pessoas, e percebendo a dificuldade que muitos adultos têm de se divertir, observo que três fatores principais acabam contribuindo para a consolidação desse cenário.

O primeiro deles é o senso de responsabilidade que temos na vida adulta. Diferentemente da criança cuja vida pode ser resumida — ainda que de forma simplista — a estudar e brincar, o adulto carrega uma série de obrigações e responsabilidades que se impõem sobre o seu desejo de desfrutar de um tempo de lazer.

É evidente que o desejo por diversão existe. Vez ou outra pergunto às pessoas no consultório como seria a sua rotina de vida se elas tivessem a liberdade para montar a agenda semanal que desejassem. É muito difícil que não apareçam como resposta frases do tipo "sair com os meus amigos uma vez por semana" ou "viajar com a família de sexta a domingo", entre outras afins.

Quando peço a elas que me digam por que a agenda real é tão diferente desse rascunho ideal, inevitavelmente ouço como explicação o fato de que as responsabilidades e obrigações da vida não permitem que seja assim.

O senso de responsabilidade é uma característica da vida adulta. E, de fato, ele deve se impor ao desejo na organização da nossa rotina. Imagina se fôssemos construir a nossa agenda semanal tomando como critério apenas aquilo que quiséssemos fazer? Em pouco tempo desarrumaríamos a nossa vida e correríamos o risco de desonrar os nossos compromissos.

É próprio da criança achar que não precisa fazer as coisas que não quer. Aliás, essa é uma das respostas que elas mais oferecem aos pais como justificativa para não fazer algo. Quem nunca passou pela experiência de ter que administrar a dose da medicação do filho, ouvindo seu choro indignado porque ele não queria tomar aquele remédio? As tentativas de explicar que aquilo era necessário eram frustradas com um "mas eu não quero porque eu não gosto" aos berros.

Para a criança, o prazer se impõe sobre a obrigação. O adulto, em contrapartida, conhece as suas responsabilidades e sabe que precisa dar conta delas. Como no processo natural da vida o trabalho, os cursos, os boletos, as reuniões e outras obrigações aparecem no rol das responsabilidades, a tão desejada diversão acaba ficando para trás.

É evidente que não proponho uma inversão dessa ordem nem a retomada da lógica da infância na vida adulta. Entretanto, deveríamos considerar os benefícios que a diversão traz para a nossa jornada — inclusive promovendo melhora na forma como desempenhamos aquilo que sabemos ser a nossa responsabilidade.

Outro elemento que percebo ser muito comum no fortalecimento da resistência à diversão é o embrutecimento da vida. Nós podemos fazer a leitura romantizada que desejarmos da existência humana, mas nada mudará o fato de que a caminhada de qualquer indivíduo é dura.

Isso não significa dizer que todos passamos pelos mesmos problemas, que todos enfrentamos as mesmas dificuldades ou que as nossas lutas são todas da mesma natureza. Só significa afirmar que não há um indivíduo sequer que passe por este planeta incólume ao sofrimento.

Sei que o ser humano é competitivo por natureza, mas se existe algo que a atuação clínica e a prática pastoral me ensinam é que as histórias das pessoas são singulares. Justamente por isso, não deveríamos participar de disputas tão desprovidas de sentido, como é o caso de algumas conversas que parecem querer definir quem sofre e quem não sofre nessa vida.

Todos enfrentamos os nossos próprios dilemas. Alguns deles são visíveis aos demais. Outros tantos acontecem numa dimensão que talvez nem as pessoas mais próximas de nós se deem conta da sua existência.

Fala-se muito na capacidade que os seres humanos têm de adquirir resiliência. As adversidades da vida revelam uma elasticidade que nós nem sequer sabíamos que carregávamos. Somos sobreviventes de muitos desertos existenciais, nos quais pensávamos que fôssemos sucumbir. Não é verdade?

Essa capacidade de nos reinventarmos, readquirirmos força e seguirmos em frente é maravilhosa. Mas ela não anula o outro lado da mesma moeda, que é a experiência inevitável de embrutecimento pela qual vamos passando.

O que eu quero dizer é que os enfrentamentos da vida são como as feridas que vez ou outra sofremos no nosso corpo. No momento em que acontecem, fazem cortes superficiais ou profundos e sensibilizam a nossa pele. Depois se regeneram e fecham o machucado. Muitas delas, no entanto, deixam marcas inapagáveis. E essas marcas muitas vezes acabam sendo lembranças do que não queremos reviver.

O embrutecimento da vida, tão próprio da experiência adulta, vem exatamente daí. Ao passar por feridas, vamos adquirindo cicatrizes, cascas e marcas que muitas vezes nos fecham para o mundo. Sem perceber, perdemos a capacidade de sorrir, sublimamos o desejo de brincar e reprimimos a vontade de nos divertirmos.

Em uma consulta, muitos anos atrás, um profissional da área de segurança entrou em minha sala com uma pergunta. Ele queria saber por que os adultos haviam sido proibidos de rir e de chorar. Eu lhe disse que desconhecia essas proibições, ao que ele respondeu: "Doutor, ninguém fala, mas todos sabemos que é assim!".

No fundo, ele não estava de todo errado. Veladamente nos proibiram de rir e de chorar. Fizeram isso, como que em doses homeopáticas, todas as vezes que sugeriram que o choro revela uma fraqueza que não podemos demonstrar, e que o riso — representação da diversão — é uma besteira de um tempo que não podemos desperdiçar.

Sempre que o riso for uma besteira de um tempo que não podemos desperdiçar, a diversão será uma atividade supérflua que optaremos por odiar. Acontece que, num mundo em que sofrer não é uma escolha, o riso e a diversão são formas de desacelerarmos o processo natural do embrutecimento do coração.

Um terceiro elemento que percebo como sendo propagador da ideia de que não podemos nos divertir é a administração do tempo.

> SEMPRE QUE O RISO FOR UMA BESTEIRA DE UM TEMPO QUE NÃO PODEMOS DESPERDIÇAR, A DIVERSÃO SERÁ UMA ATIVIDADE SUPÉRFLUA QUE OPTAREMOS POR ODIAR. ACONTECE QUE, NUM MUNDO EM QUE SOFRER NÃO É UMA ESCOLHA, O RISO E A DIVERSÃO SÃO FORMAS DE DESACELERARMOS O PROCESSO NATURAL DO EMBRUTECIMENTO DO CORAÇÃO.

Em alguma medida, ela está diretamente ligada ao senso de responsabilidade que nós carregamos e ao embrutecimento da vida.

Não é novidade nem exagero dizer que nesta vida todos temos muitas coisas a fazer. Nunca escutei de uma pessoa que o seu dia poderia ter menos horas do que já tem. No geral, todos costumamos dizer que gostaríamos que o dia tivesse mais de vinte e quatro horas para darmos conta de tudo o que precisa ser realizado.

Existe uma correria própria da vida. As pessoas têm os seus afazeres, prazos, compromissos. É evidente que nem todos os dias são marcados pela mesma intensidade de tarefas. De qualquer forma, creio que concordamos que a vida é mais corrida do que na maior parte das vezes gostaríamos que ela fosse.

Para além da correria natural do dia a dia, há uma espécie de glamourização da falta de tempo. Parece que, de alguma forma, dizer que não se conseguiu fazer tudo aquilo que era necessário naquele dia ou semana confere à pessoa certo grau de importância.

Gente com agenda cheia costuma parecer mais competente do que gente com agenda vazia. E com agenda cheia de compromissos, obviamente. Jamais com um horário aqui ou ali preenchidos com um lazer.

Muitas pessoas evitam falar que têm disponibilidade na agenda para certas atividades que sugeririam tempo ocioso de sobra. Já perdi a conta do número de vezes que ouvi pessoas dizerem que adorariam fazer algo para si, mas que não podem. Quando converso mais a fundo, fazendo perguntas sobre como é a sua rotina e por que elas dizem não poder, percebo como muitas temem o que os outros vão pensar se as virem se divertindo.

Sei que nosso tempo é escasso, mas penso que a administração do tempo é uma tarefa na qual todos podemos nos aprimorar. Não apenas para que os nossos compromissos e responsabilidades sejam honrados, mas também para que incluamos em nossa rotina um tempo dedicado àquilo que nos divertirá.

Há convenções sociais que precisam ser abandonadas, porque perderam sua razão de existir. É o caso da manutenção, ainda que velada, dessa ideia de que diversão é coisa de criança. Todos precisamos respeitar a necessidade que temos de rir, celebrar, curtir e aproveitar essa vida que Deus nos deu.

## ATIVIDADES CULTURAIS

Uma das maiores riquezas de qualquer povo é a sua cultura. A diversidade de caminhos que grupos, sociedades e civilizações encontram para contar as suas próprias histórias e se expressar é um verdadeiro tesouro.

Quem nunca ficou encantado por ter visitado algum lugar e ter descoberto coisas tão bonitas que nem sequer sabia que existiam? Histórias, tradições, artesanatos, música, religiosidade, comida, vestimenta, arquitetura. O escopo de peculiaridades é tão vasto quanto as áreas que formam a nossa vida.

Viajar costuma ser uma das paixões universais. Em algum grau isso tem a ver com sair da rotina, com dar uma pausa, com desfocar daquilo que consome as nossas energias. Mesmo que uma viagem seja cansativa pelo seu ritmo — como muitas costumam ser —, ela sempre carrega a capacidade de nos renovar.

Mais do que pelo descanso da rotina, entretanto, uma coisa que torna as viagens tão desejadas é o quanto nós crescemos quando visitamos novos lugares. Parece que o mundo, que sabemos ter as mesmas dimensões, se expande cada vez que viajamos. Óbvio que se trata de uma questão de percepção. Não é o mundo que se expande. É o nosso mundo que ganha um novo tamanho.

O ser humano tem a tendência de achar que tudo o que acontece em qualquer lugar se dá do mesmo jeito que ocorre com ele. Só para dar um exemplo, pense em uma experiência que muitos de nós já vivenciamos. Imagine que na sua cultura o cumprimento entre duas pessoas aconteça com a troca de dois beijos na bochecha. Você poderia imaginar que em algum lugar perto dali a mesma saudação ocorrerá com um beijo só? Ou que em outras regiões o beijo na bochecha parecerá invasivo, cabendo apenas um aceno ou no máximo o aperto de mãos?

Tenho certeza de que todos já passamos por situações embaraçosas que no fundo tinham a ver com a nossa ilusão de que a nossa cultura era um padrão universal. Com o tempo, fomos percebendo a importância de saber reconhecer as distinções dos traços que formam a identidade de grupos e povos. Sobretudo no desejo de evitar constrangimentos. Afinal, por mais que depois de um tempo tudo isso vire repertório para risada nas conversas descontraídas entre os amigos, imagino que todos preferiríamos evitar situações que nos expõem e nos desconfortam. Em todo caso, faz parte da vida!

Por outro lado, é importante também frisar que não são apenas situações embaraçosas que enfrentamos quando expostos a culturas diferentes da nossa. Na verdade, desfrutamos de muito mais experiências positivas do que negativas nessas situações. Todo mundo já fez descobertas incríveis viajando, sejam aquelas informações que curtimos saber, mas que achamos que não mudarão nem a nossa vida nem a de ninguém, sejam aquelas com maior grau de utilidade, que quando ouvimos pensamos que seria bom que todas as pessoas soubessem daquilo.

Não precisamos nem imaginar os rincões mais longínquos quando pensamos em aquisição cultural. Considere os estados fronteiriços ao seu e veja como há tanta coisa que conhecemos quando viajamos até eles.

No Brasil, por exemplo, um passeio de menos de duas horas de carro nos possibilita escutar palavras do nosso próprio idioma que nunca ouvimos antes. Ou perceber sonoridades e entonações que não nos eram familiares. As estações de rádio oferecem outro repertório, porque a tradição musical regional é diferente daquela de onde você veio. Nas refeições, os mesmos pratos são preparados com outros condimentos.

Tudo isso é riqueza!

E a verdade é que essas descobertas de valor inestimável geram uma satisfação que torna a vida muito mais leve. Basta ver como as pessoas voltam de suas viagens. Ainda que muitas vezes exaustas, é difícil encontrar alguém que não retorne para casa com a sensação de que enriqueceu culturalmente. Ou que, em pouco tempo, já não comece a planejar a nova viagem que deseja fazer.

Agora, é importante lembrar que não é apenas o conhecimento da cultura alheia que nos possibilita expandir o mundo e produzir qualidade de vida. Existe também uma riqueza inestimável quando nos empenhamos a descobrir a nossa própria cultura.

Uma coisa curiosa que percebo ao ouvir as pessoas no consultório terapêutico ou no gabinete pastoral é como, no geral, elas aproveitam pouco as riquezas culturais da sua própria cidade. Sei que a rotina e os afazeres nos prejudicam na elaboração de uma agenda que contemple tempo para atividades culturais, mas acredito que deveríamos levar mais a sério a inserção de momentos assim na nossa dinâmica semanal.

Falo por experiência própria. Recentemente me assustei quando, numa rede social, vi uma espécie de *quiz* que se propunha mostrar o quanto você conhecia da sua própria cidade. Com exceção de um pequeno período fora do país, eu moro na mesma cidade a minha vida inteira. O Rio de Janeiro é a minha casa, e eu acharia uma afronta alguém dizer que eu não conheço a minha cidade.

Naquele *quiz* despretensioso, enquanto curtia meu tempo ocioso na rede social, eu me dei conta do quanto não conhecia a minha própria cidade. Passeios que eu não tinha feito, restaurantes tradicionais que não havia frequentado, eventos musicais que nem sequer sabia que existiam.

É evidente que isso é bastante relativo, porque falar sobre conhecimento cultural também tem a ver com falar sobre preferências. Há passeios que eu nunca fiz porque não combinam com o meu gosto. Restaurantes que não visitei porque o cardápio não me apetece. Eventos musicais que eu desconhecia porque são de estilos que eu não ouço.

Por óbvio, quanto maior e mais diverso for o lugar em questão, mais lidaremos com essa disparidade entre o que já fizemos e o que não fizemos ali. Mesmo assim, naquela pesquisa eu vi como havia tanto coisas que eu gostaria de experimentar quanto lugares que eu desejaria conhecer e que estavam muito mais perto de mim do que eu imaginava.

Às vezes é uma peça de teatro a que você vai assistir na noite de sexta-feira, um parque que você visita com a sua família no sábado, um prédio histórico que você conhece durante a semana ou um restaurante novo no qual você almoça num dia de trabalho. São coisas simples, que não necessariamente demandam um gasto considerável e que podem fazer grande diferença.

Eu acredito que a importância que nós damos às atividades culturais é, em alguma medida, reflexo do quanto nós conseguimos percebê-las como promotoras de saúde e qualidade de vida. Quando descobrimos o bem que a cultura nos faz, consequentemente nos empenhamos para desfrutar dela com mais consciência.

Porque as pessoas são diferentes entre si, e porque tais diferenças têm a ver com valores familiares, com crenças religiosas e com outros elementos formativos do caráter e personalidade de cada indivíduo, nem todos consumiremos ou produziremos cultura da mesma maneira. E isso não é nenhum problema!

Alguns optarão por determinados programas e opções culturais. Outros farão escolhas completamente diferentes. A questão não é dizer o que cada um deve escolher, mas conscientizar a todos de que há muitas possibilidades de atividades culturais disponíveis, que podem contribuir muito além do que imaginamos para que a nossa vida tenha mais qualidade.

Nós precisamos acreditar que expandir o mundo é uma forma de termos tempo de lazer. E ter tempo de lazer é uma maneira fundamental de cuidarmos de nós mesmos.

Não devemos encarar a nossa dedicação às atividades culturais como uma obrigação, obviamente. Obrigações fazem parte da vida, mas tudo aquilo que vai parar nesse lugar de obrigatoriedade acaba correndo o risco de ser feito com menos prazer.

Acontece que às vezes precisamos ter mais intencionalidade na inserção de práticas positivas na nossa rotina. Não se trata de se obrigar a fazer algum programa cultural toda semana, mas de adquirir a consciência de que, quanto mais cultivarmos o hábito de desfrutar daquilo que a nossa cultura e outras culturas colocam à nossa disposição, mais nos beneficiaremos.

Daí a sugestão de que aos poucos nós comecemos a inserir práticas que visem incorporar atividades culturais na nossa dinâmica semanal.

Muitas pessoas escolhem dias específicos para fazer algo de diferente na rotina. Há casais que, por causa da alta demanda na educação e no cuidado dos filhos, elegem uma noite na semana para fazer

**PRECISAMOS TER MAIS INTENCIONALIDADE NA INSERÇÃO DE PRÁTICAS POSITIVAS NA NOSSA ROTINA. NÃO SE TRATA DE SE OBRIGAR A FAZER ALGUM PROGRAMA CULTURAL TODA SEMANA, MAS DE ADQUIRIR A CONSCIÊNCIA DE QUE, QUANTO MAIS CULTIVARMOS O HÁBITO DE DESFRUTAR DAQUILO QUE A NOSSA CULTURA E OUTRAS CULTURAS COLOCAM À NOSSA DISPOSIÇÃO, MAIS NOS BENEFICIAREMOS.**

um programa a dois. Costuma ser a noite do cinema, do teatro, do restaurante. Para algumas famílias, a praia no sábado de manhã é uma agenda sagrada na rotina semanal. Outros optam por passar um domingo no parque.

Tem gente para quem essa experiência é menos organizada, mas que nem por isso deixa de existir. São pessoas que não definem um dia certo, não têm um programa específico de preferência, mas que mesmo assim não abrem mão de fazer algo para descontrair.

Seja qual for o perfil de cada um, o mais importante é nos darmos conta de que todos temos à nossa disposição um universo vastíssimo de atividades culturais que podem ser aproveitadas. Há opções que nos custarão bastante investimento financeiro. Outras demandarão quantias simbólicas. E existem ainda aquelas que não nos exigirão absolutamente nada que não seja a disposição de ir.

Se houvesse um medidor gráfico de benefícios que advêm do desfrute de atividades culturais e nós pudéssemos perceber como o nosso nível de qualidade de vida aumenta, eu não tenho dúvida de que nos empenharíamos ainda mais para nos dedicarmos a elas. No entanto, mesmo sem dispor desse índice à mão, todos conhecemos o prazer de termos esse tipo de lazer.

Seja viajando pelo mundo, visitando estados fronteiriços ao seu ou explorando as riquezas da sua própria cidade, permita que o seu mundo se expanda. Ter uma boa relação com a cultura, além de nos fazer crescer como indivíduos, é sempre uma ótima opção de lazer.

## Hobbies

Todo mundo gosta de alguma coisa — ou de algumas coisas — mais do que das demais. Essas coisas das quais gostamos, chamamos de *hobbies*.

Diferentes do trabalho, os hobbies não são atividades que fazemos porque precisamos. São coisas às quais nos dedicamos por puro prazer. Em geral, nossos hobbies são cultivados durante o tempo livre como uma forma de lazer. O leque de opções é infindável e pode variar amplamente de natureza.

Existem pessoas, por exemplo, cujo hobby é fazer uma coleção. Outras se dedicam a práticas esportivas. Tem gente que sente um prazer imenso em cozinhar. Há os que se distraem pintando quadros. Muitos encontram nos instrumentos musicais a sua forma de se divertir.

O curioso dos hobbies é que eles não precisam de justificativa, nem carecem de aprovação alheia para ser cultivados. Basta que se goste — e também que se disponha das condições adequadas para a sua prática, obviamente.

Lembro-me de que na minha infância eu tinha um amigo cujo hobby era colecionar camisas de times de futebol. Ele tinha um armário cheio de uniformes de equipes de cuja existência eu nem sequer sabia, e adorava contar de qual país era aquele time, quais eram seus principais jogadores e títulos. Eu ouvia as suas histórias, que ele contava com os olhos brilhando, e aquilo não provocava absolutamente nada em mim. Eu sempre tive nas atividades esportivas o meu hobby. Já pratiquei todos os esportes que você possa imaginar. Nunca tive a intenção de ser um atleta. Só gostava do prazer que as atividades esportivas me proporcionavam.

Para todos os casos — o do meu amigo da infância, o meu, e qualquer outro —, o que está por trás da ideia do hobby é uma escolha voluntária e não remunerada de uma atividade que acreditamos que nos fará bem ao ser praticada.

Porque os hobbies fazem parte da nossa vida desde que nos compreendemos como gente, nem sempre pensamos nos seus benefícios. No entanto, eles cumprem um papel importante na jornada de cada indivíduo. A experiência de encontrarmos atividades que proporcionam satisfação pessoal é fundamental para a promoção de qualidade de vida.

Existem alguns componentes nos hobbies que fazem com que eles sejam, entre as opções de lazer, uma forma importante de cuidarmos de nós mesmos.

Há um componente emocional presente nos hobbies. Antes de qualquer coisa, eles contam a nossa história. E fazem isso muito mais do que imaginamos. As atividades que escolhemos ao longo da vida muitas vezes refletem nossos interesses em diferentes estágios. Durante um período gostávamos mais de algo, e de repente vimos esse interesse ser substituído por outro. Essas mudanças em nossos gostos são reflexo de influências externas e experiências de vida, e geralmente apontam para os momentos que vivemos.

Todo mundo já deve ter passado pela experiência de revisitar álbuns de fotografias ou HD's de memória que armazenavam fotos de outros períodos da nossa vida. Já rimos e choramos vendo o registro de cenas que hoje não mais dizem quem somos, mas que nos levam a nos lembrar das pessoas que fomos.

Porque os hobbies essencialmente têm a ver com o nosso gosto, eles muitas vezes estão associados a memórias e experiências significativas, tanto positivas como negativas. A eles podem estar associadas as nossas maiores conquistas pessoais. De igual forma, é possível que na prática de um hobby tenhamos passado pela experiência mais traumática da nossa vida.

Eu pratico surfe desde a adolescência. Faço como um hobby. Algumas das minhas melhores recordações estão dentro da água. Tenho vívido na memória o registro de ondas que me deixaram com sorriso de orelha a orelha. Por outro lado, também não me esqueço de alguns dos caldos mais fortes que já tomei, ou da única vez na vida em que precisei tomar pontos ao ser atingido pela minha própria prancha e desmaiar sozinho dentro do mar.

Boas ou ruins, essas experiências formam em alguma medida a nossa identidade. Os hobbies que escolhemos podem dizer muito sobre quem somos e como nos vemos. Eles também podem refletir as influências culturais e sociais que recebemos. Não tenho dúvida de que os esportes que eu pratico hoje foram bastante influenciados pela cultura da cidade onde vivo, pelo clima que nela desfruto e pelos vínculos interpessoais que cultivo.

Existe também um componente químico nos hobbies. Todo hobby é uma forma de descompressão. E a verdade é que, em um mundo que coloca pressões mil sobre os nossos ombros, qualquer coisa que nos possibilite descomprimir um pouco deve ser encarada como uma dádiva!

É impressionante como encontramos motivação extra e disposição para fazer algo que amamos, mesmo num dia de muito cansaço. No fundo, nós sabemos que fazer algo que nos dá prazer pode aumentar nossos níveis de felicidade e contentamento.

O prazer que você obtém do seu hobby pode contribuir para uma sensação geral de bem-estar. Quando pratico minhas atividades físicas, sei que em algum momento serei recompensado com o efeito químico que aquela experiência proporcionará ao meu corpo. O aumento do nível de serotonina e dopamina melhoram o meu humor, promovem a minha felicidade e me dão uma sensação indescritível de prazer.

Meus dias são marcados por muitos encontros com pessoas. Não apenas isso, são marcados por encontros com pessoas que partilham suas histórias porque precisam de ajuda. Geralmente ouço muitos dilemas humanos ao longo de um dia. Por isso, sempre começo as minhas manhãs praticando um hobby. É como funciona para mim.

Há dias em que começo uma atividade às 5h30. Em outros, às 7h. Seja como for, sempre faço algo que sei que irá ajudar a reduzir os níveis de estresse no meu corpo. Meus esportes sempre me oferecem uma maneira de relaxar e descontrair, afastando a minha mente naqueles momentos das preocupações do dia a dia, e me possibilitando encará-las melhor no momento adequado.

Também é importante mencionar, dentro dessa perspectiva, como os hobbies nos ajudam quimicamente ao desafiar a nossa mente. Os estímulos mentais que certas atividades proporcionam são fonte de benefício para o nosso cérebro.

Muitos hobbies envolvem aprender novas habilidades, técnicas ou conhecimentos. Isso desafia o cérebro e estimula a aprendizagem contínua, o que pode ajudar a melhorar a função cognitiva. Outros exigem concentração e foco. Todas essas coisas podem nos ajudar a fortalecer a memória e a retenção de informações. Isso significa que os nossos hobbies não apenas nos proporcionam prazer e entretenimento, mas também estimulam o nosso cérebro, promovendo bem-estar.

Por último, eu ainda mencionaria a presença de um importante componente social dos hobbies. Eles nos oferecem oportunidades para conhecer novas pessoas e até mesmo construir amizades que poderão durar o curso de uma vida.

Perdi a conta do número de vezes que ouvi pessoas contando como seus hobbies lhes possibilitaram conexões. Algumas delas, por serem introvertidas, não conseguiam fazer amigos. Para quem tem mais dificuldade de se comunicar e se expressar publicamente, fazer conexões pode ser um grande desafio. Quando tais pessoas chegam em um ambiente no qual outros indivíduos têm o mesmo interesse, elas já contam com um elemento facilitador para se aproximarem das demais.

Hobbies ajudam a combater a solidão, um problema crescente no mundo de hoje. É impressionante como aumentou a incidência de pessoas que se sentem solitárias. As nossas muitas conexões virtuais não dão conta de suprir a necessidade de vínculos reais que nós temos. Quando nos dedicamos a um hobby vemos aumentar a possibilidade de contatos, e a chance de desenvolvermos uma sensação de pertencimento a um grupo.

Ainda pensando no componente social, é nítido como os hobbies oferecem às pessoas uma forma de expressarem sua criatividade. Pensando em termos relacionais, isso pode ser especialmente benéfico para expressar emoções e pensamentos que podem ser difíceis de comunicar de outra forma.

Pense nas expressões artísticas e em como elas são capazes de traduzir sentimentos ou emoções. As melodias e letras de canções traduzem muito do que estamos vivendo, e às vezes servem para comunicar com clareza o que não conseguimos elaborar sozinhos. Habilidades de liderança às vezes ficam muito mais acentuadas na prática de uma atividade esportiva. Muitos dos recursos obtidos ali, num simples momento de lazer, viram ferramentas utilizadas nos ambientes profissionais.

Além do mais, ter um hobby pode quebrar a monotonia da rotina diária e adicionar um elemento de excitação e variedade à vida. Imagino que todos conheçamos a sensação de ter um dia difícil transformado porque, em meio a tantas obrigações e responsabilidades, conseguimos encontrar um espaço para fazer algo que sabíamos que só nos traria prazer.

## Uma palavra final

Fiquei por muito tempo com aquela pergunta na cabeça: Como recuperar um tempo perdido? Vez ou outra ela ainda me assalta. E sempre traz consigo uma angústia inevitável. Porque a verdade que todos sabemos é que não é possível recuperar o tempo que passou. Aquele sujeito que adentrou o meu gabinete pastoral ao menos sabia que havia perdido muito tempo de sua vida. Demorou para que percebesse, mas tão logo se deu conta disso foi em busca de interromper essa experiência arbitrária que não o havia permitido encarar o lazer como parte da vida.

Talvez alguns, ao lerem essa história, fiquem pensando no quanto a religião pode castrar a vida das pessoas, impedindo-as de desfrutar da sua jornada da maneira que lhes convier. Acontece que não são apenas experiências religiosas que impedem indivíduos de terem momentos de lazer.

Hoje, pela maneira como o mundo se configura, há muito mais pessoas privadas de se divertirem, frequentarem atividades culturais e cultivarem hobbies por motivos de trabalho do que por qualquer outro. Gente que acha que o trabalho é a única coisa que existe na vida e, por causa dele, não se permite fazer absolutamente mais nada.

Existem também pessoas que abdicam de lazer porque vivem relacionamentos disfuncionais. Homens e mulheres que sujeitam todas as suas escolhas aos parceiros, não tendo opiniões e gostos próprios e vivendo no cativeiro de relações dominadoras. Ou que vivem experiências de um amor tão amalgamado a uma única pessoa que se privam de ter tempo de lazer com os seus amigos e de desfrutar momentos de solitude.

São muitos os motivos que podem nos levar a perceber que estamos perdendo tempo. Essa é a razão pela qual, ao pensarmos cada um no desafio de cuidar de si, precisamos considerar de forma mais holística e abrangente o que esse cuidado significa.

A frase do genial escritor Charles Schulz, que com seu humor, sabedoria e leveza tanto nos provocou a ver e rever a vida através dos seus personagens de quadrinhos, deveria ser uma espécie de norte para guiar a maneira como buscamos equilibrar a nossa vida. Foi ele quem nos lembrou de que, se o que fazemos durante as horas de trabalho determina o que temos, o que fazemos nas horas de lazer determina o que somos.

Tempo perdido não se recupera. Quanto antes cada um entender que desfrutar de lazer é uma forma imprescindível de cuidar de si, mais aproveitaremos a imensidão de experiências leves, divertidas e inestimavelmente valiosas que esse mundo de Deus tem a nos oferecer.

## PARA REFLETIR

1. De zero a dez, que nota você daria ao avaliar o lazer em sua vida?

2. De zero a dez, o quanto você se dedica ao lazer?

3. Sua dedicação é proporcional ao grau de importância que você atribui a ele?

4. Como melhorar seu tempo de lazer?

# 4

# SAÚDE

O bem-estar é a grande

indústria do século 21.

**PAUL PILZER**

## MAIS PERTO DA VIDA

Toda atividade profissional tem o seu lado bom e o seu lado ruim. Na verdade, talvez seja melhor descrever essa realidade dizendo que todo indivíduo que exerce qualquer atividade profissional se depara com algumas coisas que o agradam e com outras que o desagradam. Isto é, a compreensão do que é bom e do que é ruim naquilo que fazemos varia de acordo com cada um.

Fato é que nem todas as coisas que exercemos na vida nos dão prazer. Pensando na minha jornada pastoral, a proximidade da morte está entre as coisas que mais me desagradam. Ao longo das duas últimas décadas, tenho passado parte do meu tempo em ambientes que não me deixam esquecer da transitoriedade da vida.

Já perdi a conta do número de vezes que estive junto ao leito de um hospital nos últimos instantes de vida de uma pessoa. Também não consigo mais estimar em quantas ocasiões precisei dar a notícia do falecimento de um ente querido aos seus amigos e familiares. Não faço ideia de quantas casas visitei para abraçar pessoas que receberam diagnósticos médicos humanamente irreversíveis.

Experiências desse tipo são muito impactantes do ponto de vista emocional. Meu desagrado com elas não é de ordem de gosto pessoal, mas de dilema existencial. Não é que eu desgoste porque não saiba o que fazer em tais situações. Pelo contrário! Sempre que possível eu faço questão de estar presente nesses momentos de proximidade da morte.

Eu desgosto dessas ocasiões simplesmente porque gostaria que eles não existissem. Não tem a ver com eu não querer lidar com elas, mas com desejar que ninguém precisasse lidar com elas.

Como a morte é trágica em todos os seus efeitos, eu tenho a impressão de que, no fundo, todos nutrimos o anseio de que ela pudesse nunca se aproximar de nós. Entretanto, não há muito o que escolher a esse respeito. No meu caso específico, por pelo menos duas razões. Primeiro porque, como acontece com todas as pessoas, a morte um dia chegará para mim e para os meus. Depois porque, por força do meu ofício, mesmo que não se trate de alguém da minha relação pessoal, se tratará de alguém da comunidade de fé que pastoreio.

Em um universo de aproximadamente mil pessoas, é muito improvável que você passe uma semana sem ouvir algo relacionado à saúde de alguém. Seja um pedido de oração por causa de um quadro de enfermidade, uma visita a um hospital para encorajar alguém internado ou uma palavra de conforto ao familiar de alguém recém-falecido. Em algum grau, a ideia da morte sempre está por perto.

Graças a Deus eu entendi cedo no meu ministério que, justamente por se tratar de um cenário inevitável, algo importante a fazer seria me perguntar o que eu poderia aprender com essa proximidade. A resposta que encontrei foi: O contato com a morte sempre pode nos aproximar da vida.

Uma das coisas boas de lidar com tantas pessoas e inúmeras histórias é a possibilidade de aprender com as suas experiências de vida. Nesse quesito do contato com a morte, por exemplo, sempre sou interpelado por um desejo imenso de viver.

Quando me deparo com a notícia de que alguém se encontra em um estado de saúde crítico por descuido, sou lembrado de como preciso cuidar de mim mesmo. Quando ouço que, por contingência da vida, uma pessoa que até então estava bem recebeu

## UMA DAS COISAS BOAS DE LIDAR COM TANTAS PESSOAS E INÚMERAS HISTÓRIAS É A POSSIBILIDADE DE APRENDER COM AS SUAS EXPERIÊNCIAS DE VIDA. NESSE QUESITO DO CONTATO COM A MORTE, POR EXEMPLO, SEMPRE SOU INTERPELADO POR UM DESEJO IMENSO DE VIVER.

um diagnóstico de uma enfermidade grave, penso em como preciso desfrutar do hoje, porque talvez algo nos impossibilite de viver o amanhã da forma que imaginávamos ser possível. Quando recebo a notícia de que alguém faleceu, de forma inesperada recordo como preciso viver intensamente cada dia que Deus me dá.

Não são pensamentos que me acompanham todos os dias, mas lembranças esporádicas que funcionam como um norte. Elas me ajudam a organizar a minha jornada de tal modo que, no que depender de mim, eu desfrute cada vez mais da vida.

Porque, em alguma medida, viver é algo que está garantido, nós lidamos com a existência como se ela não dependesse do nosso empenho para que seja bem desfrutada. Até que a morte chegue, todos os dias nós viveremos. Não significa, no entanto, que nós desfrutaremos dessa vida com a qualidade que ela merece ter. Há quem viva parcamente, quem se dedique à existência de forma muito comedida, moderada.

Quando vejo casos assim, eu me pergunto se isso não é viver mal. Se, no fundo, nós não poderíamos desfrutar da dádiva que é a existência com mais intensidade, mais sabor e mais cor. No evangelho há o registro de uma fala importante de Jesus que anuncia aos seus seguidores que a sua missão era oferecer a eles vida em abundância. Costumamos pensar nesse discurso como sendo uma referência a uma jornada existencial que jamais se perderá, durando por toda a eternidade — o que não está errado. Acontece que essa não é a única inferência que se pode fazer desse texto de Jesus. Vida abundante também é qualidade existencial no aqui e no agora.

Ao cuidar dos outros, tenho aprendido na minha caminhada ministerial que uma das formas de potencializar a minha vida é cuidar da minha saúde. A fragilidade da nossa existência não me deixa esquecer que nós devemos nos empenhar ao máximo para que a nossa jornada, incerta e breve, tenha mais qualidade quanto mais levarmos a sério o cuidado de nós mesmos.

Quantas vezes conversamos em rodas de amigos sobre alguém que não está mais ali porque negligenciou cuidados básicos que poderiam ter prolongado o seu viver? Quantas vezes falamos sobre nós mesmos, admitindo que, se não tivéssemos antes ignorado alguns sinais do nosso corpo ou das nossas emoções, agora conseguiríamos reverter uma situação com mais facilidade? Quantas vezes dissemos a nós mesmos que naquela semana marcaríamos a consulta médica que sabíamos ser necessária, mas que nunca foi agendada?

Eu não tenho dúvida de que existe uma cultura de autocuidado sendo consolidada. Acredito que hoje temos mais informações do que no passado sobre a necessidade de dedicar tempo ao cuidado do corpo e das emoções. Sabemos que bem-estar não é um luxo, e sim uma demanda da existência. Mas precisamos de um empenho prático que seja proporcional ao que sabemos ser importante para, no que depender de nós, a nossa vida ir bem.

No meu caso, o contato com a morte é uma das coisas que me deixa mais perto da vida. Não é a única, apesar de certamente estar entre as que desempenham esse papel. Mas ela não precisa ser a força propulsora de todo mundo. Na verdade, precisamos é admitir que porque em sã consciência todos desejamos viver bem, então por coerência todos devemos nos empenhar para isso tornar-se uma realidade.

Não se trata apenas de acordar todos os dias e saber que ainda estamos aqui. Tem a ver com poder olhar para os céus e dizer numa oração: No que depender de mim, desfrutarei desta vida com o máximo de saúde possível. Não apenas dela, mas também dela depende a qualidade do nosso viver.

## ATIVIDADE FÍSICA

Falar sobre atividade física é entrar em um assunto que desperta basicamente dois tipos de afeto nas pessoas: amor e ódio. Por um lado, você sempre encontrará alguns que dizem amar fazer exercício. Por outro, sempre se deparará também com aqueles que dizem não os suportar.

Ainda que formados por perfis múltiplos, em ambos os grupos você constatará um elemento em comum: amando ou odiando, todos reconhecemos a importância da atividade física para a promoção da saúde.

Talvez a primeira coisa que nos venha à cabeça quando pensamos na importância da prática de atividades físicas ou esportivas sejam os seus benefícios para a saúde biológica. Isso se deve ao fato de que quando pensamos em saúde logo imaginamos o cuidado do nosso corpo.

Por mais que falar sobre saúde não seja encarar apenas o cuidado do nosso corpo, realmente são incontáveis os ganhos que temos quando inserimos a prática de exercícios físicos em nossa rotina.

Como sabemos, exercícios aeróbicos fortalecem o coração, melhoram a circulação de sangue pelo corpo e reduzem o risco de doenças cardiovasculares. Quando fazemos atividades adequadas, na medida certa e sob orientação de profissionais, garantimos que os nossos órgãos tenham a "idade que eles devem ter".

Cerca de dez anos atrás, eu fiz um exame rotineiro de checagem de saúde. Por recomendação médica, marquei um teste ergométrico. Sempre pratiquei esportes, mas nunca com disciplina e regularidade a ponto de considerá-los uma forma de cuidar do meu corpo. Eram parte do meu lazer.

Quando subi na esteira, com todo o sistema de monitoramento acoplado ao meu corpo, pensei que fosse realizar a tarefa com certa facilidade. Sempre surfei e àquela altura já praticava jiu-jitsu. Minha surpresa foi grande quando percebi que os quase nove minutos de corrida pareciam uma maratona. Só não foi maior do que a surpresa que tive semanas depois quando, ao pegar o resultado do exame, li que a "idade do meu coração" era dez anos mais avançada do que a minha.

Foi o impacto dessa notícia que me fez começar a correr e depois também a nadar. Jurei para mim mesmo que, no que dependesse de mim, eu jamais apanharia algum resultado de exame que me desse outra notícia daquelas. Quero que o meu organismo tenha a idade que eu carrego em minha carteira de identidade. Isso também é saúde!

As atividades físicas também nos ajudam no controle do peso. E, por mais que haja uma tirania estética no mundo contemporâneo, nós sabemos que manter um peso saudável não tem a ver com ser aprovado por um crivo social superficial. Antes, tem a ver com desfrutar de uma vida com bons indicadores nas nossas taxas hormonais e de sangue. Tem a ver ainda com dispor de disposição e energia para a realização de tarefas cotidianas ou com o desfrute de ciclos de sono que sejam profundos e restauradores.

Atividades físicas fortalecem os músculos e os ossos. E mesmo que a alguns isso soe obsessão juvenil de desfilar com o corpo definido, a verdade é que musculatura e ossatura fortalecidas contribuem com a prevenção de osteoporose e outros quadros que, numa fase mais avançada da vida, tenderão a aparecer. Sem falar no fortalecimento do sistema imunológico, reduzindo o risco de infecções e doenças, e na melhora da capacidade pulmonar e da atividade metabólica.

> **SÃO TANTOS OS BENEFÍCIOS DA ATIVIDADE FÍSICA PARA O CORPO QUE ÀS VEZES NOS ESQUECEMOS DE QUE ELAS TAMBÉM SÃO ESSENCIAIS PARA AS OUTRAS DIMENSÕES DA NOSSA SAÚDE. É O CASO DA SAÚDE EMOCIONAL.**

São tantos os benefícios da atividade física para o corpo que às vezes nos esquecemos de que elas também são essenciais para as outras dimensões da nossa saúde. É o caso da saúde emocional.

Perdi a conta do número de vezes que vi pacientes mudarem drasticamente para melhor depois de inserirem práticas esportivas na sua rotina. Vi inúmeras pessoas abaixando o grau de ansiedade porque passaram a fazer atividades físicas. Começaram a praticar esportes e aprenderam a desenvolver foco e atenção numa medida que não faziam antes. Como resultado, descobriram que não precisavam ficar reféns dos pensamentos intrusivos que as deixavam ansiosas, como acontecia antes. Agora sabiam desfocar deles, resistir-lhes e não lhes dar tanta atenção.

Lembro-me de um paciente em especial, adolescente, que quando chegou ao consultório não conseguia sequer fazer contato visual. Sua insegurança diante de outras pessoas era tamanha que ele falava baixo e olhando para o chão. Depois de um tempo de acompanhamento psicológico, sugeri que ele escolhesse um esporte para praticar. Algo de que gostasse, mesmo que não soubesse. Levou tempo, mas ele aceitou. Sua jornada terapêutica chegou ao fim e, como é natural nesse processo, nós perdemos contato.

Alguns anos depois, já na faculdade, aquele antigo paciente me mandou uma mensagem com uma foto. No retrato ele estava olhando para a câmera com um sorriso no rosto, um troféu na mão e cercado de pessoas de um time de basquete. Junto à foto, uma legenda: "Eu sou o capitão".

Ele sabia que eu entenderia o recado. Naquela mensagem, o mais importante não era que ele tinha ganhado um torneio esportivo, mas que ele — aquele adolescente tímido que havia entrado no consultório anos antes sem conseguir fazer contato visual — agora era capitão de um time. Era quem olhava nos olhos dos outros e motivava, encorajava, repreendia e orientava.

Atividades físicas nos deixam confiantes porque nos fazem acreditar na possibilidade de pequenas mudanças para melhor. Elas são uma ferramenta importantíssima para a regulação da nossa autoestima. E isso não tem a ver apenas com as nossas vitórias, mas com as derrotas também.

Um dos esportes da minha vida é o jiu-jitsu. Recebi a minha faixa preta em dezembro de 2021 nesse esporte que comecei a praticar já na vida adulta. Uma das lições mais poderosas que a arte marcial pode nos ensinar é que nós sempre ganharemos e perderemos, e ambas as experiências podem nos tornar melhores. Nenhum lutador de jiu-jitsu é confiante porque ganha sempre. Sua autoconfiança vem também das muitas derrotas pelas quais ele passa no tatame. Aprendendo a lidar com as perdas, nós também nos tornamos mais seguros.

Há ainda outro benefício emocional atrelado à prática de atividades físicas. O exercício libera endorfinas, esses neurotransmissores que promovem uma sensação incrível de prazer e bem-estar. Descobri isso na prática através da corrida.

Dos esportes que pratico com regularidade, a corrida entrou na minha rotina pelo fator disciplina. Como disse anteriormente, depois daquele teste ergométrico eu jurei para mim mesmo que, no que dependesse de mim, não permitiria que nenhum exame me sugerisse ter um corpo mais velho do que a idade registrada na minha carteira de identidade. Para tal, eu precisava de uma atividade que contasse com a minha disciplina, ainda que não fosse do meu gosto.

Quando comecei a correr, confessei a um amigo que não conseguia gostar daquilo. Ele me disse que continuasse, porque eu me viciaria. A princípio não entendi o que ele quis dizer, mas guardei o seu conselho. Não precisei de muito tempo para alcançar o que ele havia sugerido. Aquela sensação de prazer depois dos primeiros treinos mais longos foi viciante. Eu comentava com as pessoas que o melhor da corrida era aquela dor estranha, mas tão prazerosa que eu sentia nas pernas quando terminava o exercício. Como é bom para as emoções o efeito da endorfina que a atividade física proporciona! Reduz estresse, ajuda a lidar com a ansiedade e melhora quadros de depressão.

Não bastassem os benefícios da atividade física para a saúde do corpo e das emoções, há ainda os seus efeitos na promoção de saúde relacional. Não de hoje, quando falamos de bem-estar, pensamos num conceito que abrange qualidade de vida no nosso corpo, nas nossas emoções e nas nossas relações.

Conheço pessoas que cuidam do seu corpo com zelo e dedicação. Gente que tem uma rotina alimentar balanceada, que consegue equilibrar atividade e descanso, e pratica alguma atividade. Gente que leva a sério o cuidado da mente, procurando sempre aprender a lidar melhor com as suas emoções. Mas que não consegue viver relacionamentos de forma saudável.

Por mais que esse não seja o principal motivo que leve pessoas na vida adulta a iniciarem uma prática esportiva, gosto de pensar nos benefícios que atividades físicas proporcionam à nossa saúde relacional. Nesse caso, penso especificamente em atividades físicas coletivas. Correr sozinho, surfar sozinho ou me dedicar a outra prática esportiva que pode ser desempenhada sem ninguém ao lado não dará conta de melhorar minhas habilidades relacionais.

Quando me dedico a esportes que posso fazer acompanhado de outras pessoas — sejam esses mencionados acima ou outros que são necessariamente coletivos —, aprendo a desenvolver habilidades relacionais que são fundamentais à vida.

Noções de interdependência, exercício de paciência, sacrifício pessoal em favor do benefício coletivo, controle de raiva, ferramentas de comunicação são apenas algumas das aquisições que obtemos quando praticamos atividades ao lado de outras pessoas. Essas habilidades se revelam fundamentais em outras áreas da vida.

Não é sem motivo que boa parte dos palestrantes no mundo corporativo vêm do universo esportivo. São atletas e treinadores que partilham suas experiências e vivências, fazendo equivalências com os desafios das corporações e propondo caminhos e soluções para aquele público.

Seja você alguém que ama ou odeia a atividade física, não há como negar o universo de benefícios à nossa disposição quando, no cuidado da saúde, levamos a sério a recomendação de que pratiquemos algo. Adultos que somos, sabemos que nem tudo na vida faremos por amor. Algumas coisas inseriremos na nossa rotina por compromisso e disciplina. Seja como for, é fundamental que nos lembremos de que, no que tange à saúde, o cultivo de atividades físicas é uma maneira imprescindível de cuidarmos de nós mesmos.

## ACOMPANHAMENTO MÉDICO

Se a atividade física é um assunto que divide as pessoas entre o amor e o ódio, o acompanhamento médico as separa entre a coragem e o medo. Impressionante como todo mundo conhece alguém que tem pavor de ir ao médico.

Em alguma medida, é compreensível entender tal receio humano. Isso tem a ver com a associação estereotipada da medicina

## SE A ATIVIDADE FÍSICA É UM ASSUNTO QUE DIVIDE AS PESSOAS ENTRE O AMOR E O ÓDIO, O ACOMPANHAMENTO MÉDICO AS SEPARA ENTRE A CORAGEM E O MEDO.

com a ideia da doença, mais do que com a ideia da saúde. No imaginário popular, o médico é aquele que identifica as enfermidades e cuida das pessoas para que o seu quadro seja revertido.

Se é assim, então ir a uma consulta médica é correr o risco de identificar alguma doença. Logo, melhor evitar!

Perdi a conta do número de vezes que ouvi pessoas, médicos inclusive, dizendo que estavam postergando a marcação de consultas porque tinham muito medo do que poderiam descobrir. Gente que já estava havia anos sem fazer um acompanhamento médico.

Dessas muitas vezes que ouvi no consultório pessoas relatando o seu receio em agendar uma consulta, uma em especial me marcou. Um homem que aparentava ter cerca de sessenta anos de idade estava indignado com a vida. Ele não conseguia entender como, àquela altura, poderia ter recebido o diagnóstico que recebera.

Ele havia desenvolvido diabetes tipo 2. Percebeu que havia algo errado consigo por causa de alguns sintomas identificados em seu corpo. Depois de muita insistência dos familiares, foi a um clínico geral, que solicitou uma bateria de exames de sangue.

Quando saiu o resultado do exame, ele viu que tinha desenvolvido a diabetes. Ao me relatar o seu quadro, dizia: "Eu nunca fui a médico e nunca tive nada! Bastou ir a uma consulta e agora estou com diabetes. Antes tivesse ficado em casa e não fosse fazer esse maldito exame!".

Era um homem lúcido, inteligente, mas que havia desenvolvido uma paúra tal em relação a descobrir qualquer possível doença em si que passara a vida sem ir a médicos. Quando cedeu à pressão da família e foi, deparou-se com o que sempre tinha evitado. E, em vez de se conscientizar de sua responsabilidade, continuou preferindo acreditar que, não tivesse ele ido ao médico, simplesmente aquela doença não existiria.

Parece brincadeira, mas adultos também sustentam lógicas fantasiosas quando precisam lidar com temas que lhes são desconfortáveis. É absolutamente compreensível que o ser humano tenha dificuldade de lidar com notícias desagradáveis. A questão é que construir lógicas alternativas para escapar da realidade não muda as circunstâncias.

No caso dessa associação do acompanhamento médico como sendo algo negativo, trata-se simplesmente de uma caricatura prejudicial ao cuidado da saúde. Pessoas continuarão evitando se consultar, mas não impedirão a realidade de possíveis diagnósticos que surgirão.

O problema é que o nosso olhar em relação à saúde como um todo costuma ser reparador. Quando conversamos sobre cuidarmos de nós mesmos, costumamos falar acerca do que precisamos fazer para recuperar aquilo que perdemos.

Certa vez ouvi de uma pessoa sobre o seu desânimo por ter que cuidar da saúde. Segundo ela, era como correr atrás de um velocista. Perguntei o porquê de ela não começar a tomar medidas que fizessem com que, a partir daquele momento, falar de saúde não significasse mais reverter prejuízos, mas sim se prevenir para que eles nem sequer existissem.

Nossas condutas no cuidado da saúde podem ser profiláticas. E a simples conscientização da importância de acompanhamentos médicos já é uma forma excelente de dar o primeiro passo.

Há algumas checagens que qualquer pessoa deve fazer de tempos em tempos. Tudo varia de acordo com a faixa etária de cada um, com as condições gerais de saúde e com outros indicadores importantes. Semestralmente, anualmente ou com outro intervalo que se faça necessário, o acompanhamento médico é algo que ninguém que cuida de si deveria negligenciar.

Saber quais são os atendimentos de rotina necessários para alguém da sua idade não é algo tão difícil de se fazer. Os maiores desafios estão nos dois passos seguintes: agendar a consulta e ir.

Costumo dizer aos pacientes que têm medo de ir ao médico que ao menos agendem a consulta. Às vezes as pessoas ficam pensando demais, encontrando justificativas e desculpas para não fazerem o que sabem ser necessário.

Pode parecer uma coisa qualquer, mas dependendo do tamanho do receio da pessoa a simples marcação de uma consulta é coisa demais. "Tenho que marcar" ou "É... amanhã eu ligo" estão entre as frases que eu mais ouço quando converso com pacientes sobre esse assunto.

Depois vem o passo seguinte. Ir ao consultório médico no horário agendado. Tão simples para algumas pessoas, mas um desafio imenso para outras.

Atuando na área da saúde há quase vinte anos, lido com essa realidade corriqueiramente. E não é um privilégio meu. Arrisco dizer que não exista um profissional da área, seja qual for a sua especialidade, que não lide com as inúmeras faltas de pacientes que deixam de ir não por uma questão contingencial dos imprevistos da vida, mas porque escolheram não comparecer. Gente que tem medo mesmo.

Sei disso porque, no meu caso, as pessoas falam abertamente sobre tal medo. Como psicólogo, escuto o que os indivíduos não costumam partilhar em outros ambientes. Já recebi mensagem de gente pedindo perdão porque não viria à consulta. A justificativa era que ela não queria ouvir o que ela mesma tinha para falar naquela sessão. Já ouvi pessoas dizendo que tinham feito exames médicos, mas que não tinham coragem de buscá-los.

Mais uma vez, parece brincadeira, mas é difícil encarar a realidade. O medo é uma força paralisante. Ele é capaz de impedir as pessoas de darem passos na direção que sabem ser necessária.

Daí ser tão importante desassociar a ideia do acompanhamento médico daquela imagem estereotipada negativa. Ir a uma consulta não é encarar um problema. Pelo contrário! É construir uma prática de autocuidado essencial para promover qualidade de vida.

Imagine a quantidade de diagnósticos que poderiam ser evitados caso as pessoas buscassem acompanhamento médico como parte de uma cultura preventiva. Pense em como teríamos em menor proporção alguns dilemas e desgastes que sabemos ser próprios da nossa procrastinação em agendar uma consulta.

Talvez seja importante considerar também como diminuiríamos até mesmos os nossos gastos, dispondo de mais recursos para investir em outras áreas da nossa vida caso cuidássemos de nossa saúde de modo profilático.

Em uma conversa recente com um amigo, ele me contava qual era a sua despesa mensal média com uma modalidade esportiva que ele praticava. Ele é um sujeito disciplinado, que havia abraçado uma nova atividade física e estava bastante dedicado a atingir as metas estabelecidas para si.

Somando os custos com equipamentos, alimentação suplementar, treinador, provas, deslocamentos e outros itens mais que havia em sua planilha, ele me disse que gastava entre mil e quinhentos reais e dois mil reais por mês.

Minha primeira reação foi de espanto. Achei aquilo um exagero — um desperdício de dinheiro, talvez. Ele deve ter percebido a minha cara de assustado, porque na mesma hora começou a falar sobre como os seus amigos que tinham a mesma rotina de vida, regulavam a mesma faixa etária e trabalhavam no mesmo setor gastavam aquele mesmo valor comprando remédios.

No fundo, eu entendi que não se tratava do número concreto. Entre gastar dinheiro para recuperar a saúde e investir dinheiro preservando-a, vale mais a segunda opção.

É essa mesma lógica que deveríamos todos adotar ao encarar o lugar do acompanhamento médico como forma de cuidarmos da nossa saúde. Cada consulta que agendamos como parte de uma rotina de autocuidado é um investimento que fazemos na preservação da vida, o nosso maior patrimônio.

No fim das contas, não deveria ser uma questão de corrermos atrás do prejuízo. Estamos falando da dádiva de podermos ter acesso a profissionais que nos ajudam a construir um estilo de vida que promova qualidade à nossa jornada.

Não deveria ser necessário ter coragem para ir ao médico. Coragem nós precisamos para enfrentar desafios. Para fazer o que sabemos contribuir para o nosso bem, precisamos apenas de prudência.

Sei que muitos continuarão a temer, a resistir e a evitar. No entanto, não há alternativa senão avançar. Quem cuida de si precisa encarar a realidade, mesmo que às vezes ela nos pareça desfavorável. Afinal, quanto antes a gente souber, tanto antes a gente fará o que for possível e necessário para mudar.

## PSICOTERAPIA

Outra forma importante de cuidarmos da saúde é buscando algum tipo de psicoterapia sempre que percebermos que ela se faz necessária. Falando de maneira objetiva, é tão simples pensar que uma pessoa pode procurar um profissional da psicologia para falar de si e buscar recursos que a ajudem a lidar com seus dilemas. Acontece que, na prática, isso está entre os maiores desafios que algumas pessoas enfrentam.

Atuando como psicólogo clínico, percebo alguns fatores principais que contribuem para tornar difícil a busca por psicoterapia. Não são as únicas razões, mas certamente são as que mais aparecem nas conversas que tenho com as pessoas.

Primeiro, é importante considerar que não é tão simples encarar certas coisas na vida. Às vezes pensamos que os maiores desafios que enfrentamos estão do lado de fora. Entretanto, dentro de cada um de nós existe um universo que nem sempre é tão explorado.

Muitas pessoas são valentes para enfrentar os obstáculos externos. Vão à luta, encaram dilemas, superam obstáculos. Aos olhos dos outros, parecem destemidas. No entanto, não têm coragem de olhar para dentro de si.

Perdi a conta do número de vezes que ouvi pessoas dizendo ter medo de encarar suas próprias emoções. Focam demais no lado de fora, talvez justamente porque não querem olhar para o lado de dentro. Tem gente que leva tempo para chegar pela primeira vez a um consultório, de tanto postergar esse passo.

Segundo, existe um estigma em relação à busca por auxílio terapêutico. Há quem suponha que ir a um psicólogo depõe contra si. Como se fosse um motivo de vergonha ou uma razão para se constranger.

Quando comecei a atender mais pacientes, o cenário era bem diferente. Eu me lembro de pessoas que queriam se certificar de que haveria um intervalo entre o seu horário e o seguinte, para não correrem o risco de se encontrarem ali com algum conhecido.

Inúmeras vezes pacientes atenderam uma ligação no meio da consulta e alegaram que não podiam falar naquela hora porque estavam "no shopping", "no mercado", "almoçando". Eles preferiam criar uma cena irreal a dizer que não podiam atender o telefone naquele momento porque estavam em terapia.

Nos últimos anos, esse olhar tem sido substituído. As pessoas falam mais abertamente sobre terapia, sem que isso pareça um problema. Mas o estigma em torno da psicoterapia ainda é um obstáculo para muitas pessoas.

Terceiro, além do estigma que a terapia carrega, existe também muita ignorância em relação a como se dá esse processo. Há quem pense que ir ao psicólogo é "pagar para alguém ouvir você falar", "se abrir com quem você não conhece" ou "colocar um estranho no papel do que um amigo poderia fazer".

Terapia não é nenhuma dessas coisas. Não tem a ver com pagar para alguém ouvi-lo falar, mas com participar de um processo que tem na fala uma das suas principais ferramentas de trabalho. Não tem a ver com se abrir a um estranho, mas com se abrir consigo mesmo diante de um terceiro que, ali, ajudará você a se perceber melhor. Alguém que não está disputando um lugar de amizade, mas se valendo exatamente da não existência de vínculo afetivo entre vocês para reagir ao que você fala sem a interferência da carga emocional que um amigo carrega.

Essas falas, tão comuns de serem ouvidas por quem vive nesse ambiente clínico, não são fruto de outra coisa que não ignorância em relação à psicoterapia. Uma vez que as dinâmicas do processo terapêutico são entendidas, fica mais fácil superar a barreira da resistência à terapia.

É impressionante como, uma vez superados esses desafios para a busca por terapia, as pessoas se dão conta do bem que um atendimento psicológico promove à saúde. Umas lamentam não terem começado mais cedo. Outras dizem que não pretendem parar o processo por um bom tempo.

A psicoterapia ajuda as pessoas a desenvolverem uma compreensão mais integral do conceito de saúde. Ela faz com que percebamos que não basta estar tudo bem com o corpo — também é importante estar tudo em ordem com as emoções.

Um processo terapêutico bem-feito pode, com efeito, evitar problemas físicos. Muitas doenças que enfrentamos são de ordem psicossomática. Ou seja, têm origem psíquica e sintomas no corpo. Logo, cuidar da mente e das emoções pode nos ajudar a prevenir o adoecimento do corpo.

Essa relação entre corpo e mente ficou bastante evidenciada na pandemia que o mundo começou a enfrentar no ano de 2020. O aumento do número de óbitos de pessoas conhecidas, a chance que qualquer um tinha de ser acometido pelo vírus da covid-19, a necessidade de reclusão e o impacto econômico-social que tudo isso teve afetaram profundamente a saúde emocional das pessoas.

Os consultórios de psicologia passaram a ser procurados com uma intensidade como havia muito não acontecia. As pessoas começaram a se dar conta de que precisavam estar emocionalmente preparadas para lidar com uma carga incomum de estresse, de medo e de insegurança.

Os relatos de que foi mais fácil lidar com o caos pandêmico por causa do cuidado da mente se espalharam. Pessoas que jamais cogitaram fazer terapia agendavam horários com psicólogos. Aos poucos aquele estigma e aquela ignorância atrelados ao tema foram sendo deixados de lado, dando lugar a uma compreensão saudável do assunto.

Hoje tem gente que já insere no seu orçamento um custo para terapia. Assim como há muitas pessoas que, não podendo arcar com um tratamento, organizam a agenda para garantirem vaga nos atendimentos públicos ou oferecidos por projetos sociais. Há quem desconheça a existência deles, mas programas assim podem ser encontrados em muitos lugares.

Igrejas encorajam seus membros a buscarem assistência. Empresas oferecem aos seus funcionários atendimentos e auxílios específicos que visam promover saúde emocional. Há uma cultura sendo estabelecida que compreende a mente como parte fundamental do conceito de saúde.

> **A PSICOTERAPIA AJUDA AS PESSOAS A DESENVOLVEREM UMA COMPREENSÃO MAIS INTEGRAL DO CONCEITO DE SAÚDE. ELA FAZ COM QUE PERCEBAMOS QUE NÃO BASTA ESTAR TUDO BEM COM O CORPO — TAMBÉM É IMPORTANTE ESTAR TUDO EM ORDEM COM AS EMOÇÕES.**

Os benefícios da psicoterapia são inúmeros. Sem a pretensão de colocá-los em ordem de importância ou de esgotar uma lista, elenco apenas alguns deles. São os que mais percebo serem desenvolvidos nos pacientes com os quais lido em meu consultório.

Pessoas que cuidam da mente previnem a si mesmas do desenvolvimento de transtornos mentais. Pessoas que têm transtornos mentais e cuidam da mente minimizam os efeitos dos quadros que enfrentam.

Processos de psicoterapia também oferecem às pessoas uma clareza maior de pensamentos. Isso possibilita que alguém tenha melhor capacidade de tomada de decisões e desenvolva melhor poder de concentração. Ouço relatos de pessoas que agradecem porque a terapia as ajudou a lidar com situações desafiadoras no trabalho, mesmo que esse nem tivesse sido o motivo que as levou a buscar o tratamento.

Outra transformação que a terapia promove na vida das pessoas é o aumento da resiliência. Quando alguém cuida da mente, inevitavelmente passa por um processo de fortalecimento da adaptabilidade. À medida que refletimos sobre nós mesmos, vamos descobrindo habilidades que não sabíamos ter para lidar com as adversidades. Também acontece de adquirirmos ferramentas

> **SAÚDE NÃO TEM A VER APENAS COM PRATICAR ESPORTES, BUSCAR RESULTADOS DE EXAMES DE SANGUE SATISFATÓRIOS E ULTRASSONOGRAFIAS COM LAUDOS FAVORÁVEIS. TAMBÉM TEM A VER COM EMOÇÕES EQUILIBRADAS, PROCESSOS DE AUTOCONHECIMENTO EM EVOLUÇÃO E RELACIONAMENTOS INTERPESSOAIS BENEFICIADOS POR MENTES BEM CUIDADAS.**

emocionais de que antes não dispúnhamos para enfrentar determinadas circunstâncias. Ou seja, ganhamos elasticidade emocional e passamos a encarar a vida com certa maleabilidade.

Também acontece de pessoas que cuidam das suas emoções terem melhoras significativas nos seus relacionamentos. Mesmo que um processo terapêutico tenha a ver essencialmente com uma jornada de autoconhecimento, os benefícios não dizem respeito apenas à pessoa que se submete a ele.

Somos seres relacionais. Isso significa que aquilo que nos afeta, afeta também aqueles com os quais interagimos.

A maior parte das pessoas busca terapia por causa de alguma questão provocada por um relacionamento. Quando começam a encontrar um caminho para lidar com aquilo que as levou ao consultório, os benefícios dessa descoberta são logo percebidos também naquela relação que antes estava afetada.

Gente que cuida da mente tende a ter relacionamentos mais equilibrados e satisfatórios. Os aprendizados que uma terapia oferece faz com que as pessoas lidem melhor com conflitos, se comuniquem de maneira mais eficaz e consigam ter mais controle sobre si na maneira como interagem — sobretudo nos momentos mais desafiadores de uma relação.

Já se foi o tempo em que falar de psicoterapia era tocar num assunto tabu, carregado de mitos e inverdades. Hoje se sabe do valor de se cuidar da mente. Investir tempo no cuidado da saúde emocional não é privilégio. É tarefa fundamental a quem deseja cuidar de si próprio.

## UMA PALAVRA FINAL

Tendo escolhido as duas áreas de atuação profissional que eu escolhi, é muito difícil que eu deixe de lidar com a morte com aquela proximidade que mencionei no início do capítulo. Seja no pastorado, seja na atuação clínica, continuarei a ser procurado por pessoas que virão a mim por causa de suas dores e seus sofrimentos.

Apesar de ser difícil lidar com tudo isso, sigo considerando um privilégio poder ajudá-las. Aprendi que as pessoas se admiram na força, mas se identificam na fraqueza. Ela é o nosso ponto de contato. A fragilidade humana é o nosso lugar comum.

É por saber que terei na fragilidade da existência alheia uma lembrança ininterrupta da minha própria fragilidade que me dedico cada vez mais ao cuidado da minha saúde. Tenho me empenhado a cuidar de mim nesse quesito como quem cumpre um mandamento. Afinal, se a nossa vida é sagrada, então a nossa saúde precisa ser encarada com reverência.

Faço atividades físicas regularmente, de quatro a cinco vezes por semana. Pratico quatro esportes, que são para mim um misto de prazer e relaxamento, de um lado, e disciplina e obrigação, do outro. Eles me ajudam a estar bem sob diversos aspectos.

Também encaro o cuidado médico como parte integrante da rotina. Meus exames periódicos estão marcados na agenda, e procuro seguir o cuidado adequado à minha idade. Não ignoro resultados de exames nem faço pouco caso das orientações médicas. Afinal, se meu organismo não estiver bem, o que restará?

E lido com o cuidado da mente como quem já entendeu o seu poder sobre o corpo. Saúde não tem a ver apenas com praticar esportes, buscar resultados de exames de sangue satisfatórios e ultrassonografias com laudos favoráveis. Também tem a ver com emoções equilibradas, processos de autoconhecimento em evolução e relacionamentos interpessoais beneficiados por mentes bem cuidadas.

A frase de Paul Pilzer, que abre este capítulo, apresenta o bem-estar como a grande indústria do século 21. Talvez a sua afirmação tenha como premissa o que, a cada dia, mais pessoas descobrem: a vida é o bem mais valioso que nós temos. Se alguém deseja cuidar de si, não é possível prescindir do cuidado da sua saúde.

# PARA REFLETIR

1. De zero a dez, que nota você daria ao avaliar a sua saúde?

2. De zero a dez, o quanto você se dedica ao cuidado da saúde?

3. Sua dedicação é proporcional ao grau de importância que você atribui a ela?

4. Como melhorar sua saúde?

# 5
# ESPIRITUALIDADE

Ele fez tudo apropriado ao seu tempo. Também pôs no coração do homem o anseio pela eternidade; mesmo assim ele não consegue compreender inteiramente o que Deus fez.

**ECLESIASTES 3.11-12**

## TODOS SOMOS SERES ESPIRITUAIS

Eu cresci em um contexto familiar religioso. Não consigo me lembrar de uma fase da minha vida na qual ir à igreja, ouvir histórias bíblicas e fazer oração não fossem parte do meu cotidiano. A espiritualidade sempre esteve presente de forma perceptível na minha jornada.

Eu achava, no entanto, que a minha experiência fosse a exceção da regra. No meu convívio de escola, condomínio e atividades esportivas, eu não conhecia muita gente que frequentasse a igreja. A minha religião não era tão popular na minha infância. A espiritualidade não era um tema que aparecesse nas minhas conversas com meus amigos.

Isso me fez ter, por muito tempo, a ideia de que a maioria das pessoas rejeitava a fé. Era como se eu fizesse parte de um grupo muito pequeno que dava atenção a questões que as pessoas simplesmente ignoravam.

Foi quando comecei a cursar teologia e psicologia que as minhas percepções a esse respeito se modificaram. Ao estudar a história das religiões e o comportamento humano eu fui me dando conta de como a espiritualidade está enraizada na humanidade.

Não digo, com isso, que todas as pessoas praticam uma religião. Minha afirmação tem a ver com a constatação de como o anseio pelas coisas que transcendem está presente na vida das pessoas.

Minha percepção a esse respeito estaria enviesada caso eu estivesse me referindo apenas às minhas observações como pastor. Praticamente todas as pessoas que me procuram para uma conversa na igreja fazem isso justamente porque estão em busca de Deus.

O consultório é que foi o principal espaço de validação da compreensão que passei a ter quando comecei a cursar psicologia e teologia.

Desde os meus primeiros anos de atendimento, à medida que escutava as pessoas eu ia me dando conta de que parte das suas questões tinha a ver com temas como sentido da vida, senso de finitude, propósito, alma.

Eram assuntos que falavam da conexão das pessoas consigo mesmas e da descoberta do seu lugar na imensidão do universo. Usando ou não linguagem religiosa, aqueles pacientes estavam falando de espiritualidade.

Das muitas conversas que tive a esse respeito, me lembro particularmente de uma. Um paciente chegou ao meu consultório dizendo saber que eu era pastor. Boa parte das pessoas que me procuram como terapeuta sabe que eu também atuo como pastor em uma igreja.

Algumas, de fato, me procuram justamente por causa disso. Acham que eu ser pastor fará com que compreenda melhor o que elas me dizem — já que suas questões envolvem assuntos relacionados à experiência religiosa.

Não foi o caso daquele paciente em particular. Ele disse que sabia que eu era pastor, mas fez questão de afirmar que não acreditava em religião. Disse que eu havia sido recomendado, que tinha certeza de que eu não misturaria as coisas ali. Mesmo assim, precisava me informar que não acreditava em nada que não fosse inteiramente humano, racional e imanente.

Eu lhe agradeci por confiar na minha conduta profissional. Disse também que o fato de ele não praticar religião, e não acreditar em qualquer coisa que não fosse inteiramente humana, racional e imanente, não era problema. Mas fiz questão de perguntar o motivo pelo qual ele julgara importante me dizer aquilo.

À medida que ele foi oferecendo sua resposta ao meu questionamento, eu fui me dando conta de como aquele homem estava embebido de um senso de espiritualidade. Não se tratava de uma espiritualidade religiosa. Isto é, não era uma espiritualidade construída a partir de crenças, ritos e tradições. Nem por isso, entretanto, deixava de ser espiritualidade.

Diante de mim havia uma pessoa inquieta acerca da própria existência. Suas perguntas tinham a ver com propósito da vida. Ele desejava muito saber de onde havia vindo e se estava aqui para cumprir alguma missão. Demonstrava certo receio por não saber o que lhe aconteceria depois da sua morte.

Seu desejo de se conectar consigo mesmo, de compreender as particularidades da sua existência, e o seu modo de reverenciar o mistério da vida me levavam a uma única conclusão: ali estava um sujeito com um senso profundo de espiritualidade.

Não era meu papel, naquele momento, dizer a ele o que eu pensava a esse respeito. Mas naquela primeira sessão eu não conseguia pensar em outra coisa. Um homem que se apresenta fazendo questão de negar algo, e que passa os próximos minutos divagando exatamente sobre o que negou, está em um conflito nessa área.

Ao final da sessão, ele mudou o tom da voz. Numa espécie de desabafo e confissão, ele me disse: "Por mais que eu não queira saber de religião, no fundo eu acho que sou um cara profundamente espiritual".

Ele foi meu paciente por alguns anos e fez seus próprios caminhos nessa busca por si. Mas essa primeira sessão me marcou.

Aquele sujeito sofria de uma confusão que muitos outros também experimentam. Ele misturava religião com espiritualidade — como se as duas coisas fossem uma só. Tinha as suas razões para rejeitar a primeira, mas achava que com isso teria que eliminar a segunda.

Acontece que a primeira é uma prática opcional à vida daqueles que julgam que ela faz sentido. A segunda, por outro lado, é uma dimensão da experiência humana da qual dificilmente conseguimos fugir.

Espiritualidade não é um adereço da vida. É um elemento constitutivo da nossa existência. É por essa razão que ao pensar sobre autocuidado precisamos incluir essa dimensão.

Engana-se quem pensa que só a pessoa que adota uma confissão religiosa encontra uma maneira de cultivar a sua espiritualidade. De uma forma ou de outra, todos fazemos isso. E é bom que tenhamos essa consciência. Quanto mais atenção dermos a essa área da vida, melhor e mais completa será a forma de cada um cuidar de si.

## SENSO DE TRANSCENDÊNCIA

O senso de transcendência é o elemento comum às práticas espirituais. Não importa se a espiritualidade em questão faz parte de alguma cultura religiosa ou não religiosa. A base do cultivo da espiritualidade é a constatação de que existe algo que está para além de nós.

Nesse sentido, penso que o ponto de partida para o desenvolvimento do senso de transcendência seja o reconhecimento da nossa pequenez perante a vastidão do universo. Esse mosaico complexo de energia que reúne bilhões de galáxias com suas estrelas, planetas, gases e poeira redimensiona a percepção que temos da nossa existência.

Costumo falar no consultório que pessoas muito cheias de si precisam fazer uma visita a um planetário. Uma tarde aprendendo um pouco mais de astronomia é suficiente para nos lembrar de como somos pequenos.

É evidente que temos o nosso valor, e não há problema nenhum em reconhecermos isso. Acontece que às vezes nos julgamos

## ESPIRITUALIDADE NÃO É UM ADEREÇO DA VIDA. É UM ELEMENTO CONSTITUTIVO DA NOSSA EXISTÊNCIA. É POR ESSA RAZÃO QUE AO PENSAR SOBRE AUTOCUIDADO PRECISAMOS INCLUIR ESSA DIMENSÃO.

demasiadamente importantes. Com o tempo, acabamos olhando menos para fora. Dedicamos o nosso foco apenas ao que acontece conosco, canalizamos a nossa energia apenas para os nossos problemas e buscamos satisfazer apenas os nossos interesses.

O senso de transcendência nasce — ou pelo menos se aguça — quando seguimos na contramão desse ímpeto e nos condicionamos a olhar para fora.

Há uma história na Bíblia que ilustra esse fato. Conta o evangelista que um mestre da lei se aproximou de Jesus com o intuito de saber o que era preciso fazer para ganhar vida eterna. Quer estivesse ele se referindo a encontrar qualidade na vida ou a saber sobre o pós-morte, o questionamento trazia consigo esse senso de transcendência.

Da resposta de Jesus àquele homem surgiu a parábola do bom samaritano. Era como se o Mestre estivesse ensinando o seu interlocutor a olhar para fora. Ele estava tão mergulhado em si mesmo que não conseguia enxergar o que estava ao seu lado. Faltava àquele homem senso de transcendência — algo que às vezes adquirimos com o simples esforço de olhar para o lado.

Vivemos imersos em uma cultura que trata a velocidade como sendo um valor. Isso nem sempre é dito, mas aparece na maneira como nos relacionamos com o tempo. Todos estamos sempre com pressa, como se cada segundo poupado do relógio nos rendesse muito dinheiro.

Às vezes corremos sem nem saber o motivo. Vamos nos movimentando de um lado para o outro com tamanha aceleração, que não conseguimos sequer perceber o que se passa no nosso entorno. Para transcender nós precisamos desacelerar — e, muitas vezes, precisamos parar.

Daí a importância de cultivar hábitos que nos levem na contramão dessa cultura que acelera demais a vida. Exercícios meditativos e práticas contemplativas são exemplos de coisas simples que podemos fazer para fortalecer o senso de transcendência. À medida que desaceleramos, conseguimos perceber melhor o nosso lugar no mundo.

No ambiente da fé, o senso de transcendência não tem a ver apenas com identificar a nossa pequenez diante do universo. Tem a ver com compreender que a percepção dessa grandeza cósmica nos aponta para aquele que tudo criou.

Isso significa dizer que para nós, cristãos, o propósito do senso de transcendência não é redimensionar a compreensão de quem nós somos. É responder ao nosso desejo por sentido. É quando encontramos Deus nessa busca que verdadeiramente encontramos o nosso lugar.

Há um salmo bíblico que revela bem essa dinâmica de perceber Deus na contemplação do universo. O salmo 19, atribuído ao rei Davi, é a oração de um homem que observa a natureza e através dela enxerga o seu Criador.

Acho inspiradora a forma como a espiritualidade nos faz olhar para aquilo que foi criado e perceber as impressões digitais do seu Criador. Com a sensibilidade que é própria dos poetas, o salmista descreve como os fenômenos da natureza são um discurso divino. Ainda que não haja palavras, diz o texto, por toda a terra a voz de Deus pode ser ouvida.

ESPIRITUALIDADE 133

Essa ideia de que o senso de transcendência nos leva a Deus é tão verdadeira que mesmo as pessoas não religiosas se sensibilizam quando se deparam com experiências desse tipo.

Muitas vezes fui surpreendido em conversas com pessoas que não praticavam nenhuma religião. Elas começavam a falar sobre a vida e reconheciam como em algum momento tinham sentido coisas inexplicáveis ao contemplarem a natureza. Segundo me contavam, foram momentos marcados por uma sublimidade que só poderiam classificar como divina.

Perdi a conta do número de vezes que vi pessoas que não frequentavam nenhuma igreja emocionadas nos cultos. As orações, os cânticos e as reflexões despertavam nelas sensações que não costumavam ter. E elas saíam desses encontros falando sobre como tinham experimentado algo que só poderia ter vindo de Deus.

Isso tudo me faz pensar em como o senso de transcendência é algo que exercitamos na experiência humana. Não acredito que se trate de um privilégio de algumas pessoas em detrimento de outras. Todos somos capazes de perceber que o mundo é maior do que nós mesmos e que Deus é maior do que o mundo.

Por um tempo, o mundo desprezou a valorização da espiritualidade. Sobretudo na era moderna, com os paradigmas iluministas, o ser humano relegou aquilo que não poderia ser explicado pela razão como experiência de menor importância.

Não precisamos voltar muito no tempo para nos lembrarmos de como falar sobre fé e espiritualidade não era visto com bons olhos. Como já mencionei, nasci em uma família evangélica, na década de 1980. Em me lembro de que, na minha infância, falar sobre fé era motivo de ridicularização.

Meus filhos nasceram na década de 2010. O cenário no qual eles têm crescido hoje difere radicalmente das minhas memórias no quesito fé e espiritualidade. Hoje é mais difícil encontrar pessoas que ridicularizem a fé. Elas podem não ser religiosas ou praticar uma religião diferente da sua. Mas provavelmente respeitarão a sua escolha — ou de sua família — de tratar a espiritualidade como um elemento integrante da vida.

A retomada da valorização da espiritualidade é um traço próprio da pós-modernidade. Uma das razões disso é o fortalecimento desse senso de transcendência. As pessoas sabem que, sozinho, o que é imanente não dá conta da vida. Há outras dimensões que nos constituem e que não estão no campo material e objetivo.

Do ponto de vista prático, essa constatação é importante. Significa que hoje nós temos menos barreiras a serem superadas para cultivarmos essa área da vida. Se antes as pessoas temiam o preconceito por falarem sobre meditação, contemplação, fé e Deus, isso não é mais assim. Hoje há um encorajamento para que as pessoas se dediquem a essa área.

Todos somos seres espirituais, dada a maneira pela qual fomos criados e a natureza daquele que nos criou. Por isso, quanto mais aguçado for o nosso senso de transcendência, mais chance teremos de cuidar dessa dimensão tão importante da existência humana.

## DEVOÇÃO

O senso de transcendência leva as pessoas a cultivarem práticas de devoção. Esse é um caminho natural no exercício da espiritualidade. Uma vez que descobre a vastidão do universo e o mistério do seu criador, o ser humano começa a cultivar hábitos que o aproximam de Deus.

A isso, na experiência religiosa, chamamos de devoção. Ela diz respeito à dedicação de uma pessoa a seu Deus e a seus princípios espirituais. Como as pessoas são diferentes umas das outras, a devoção se manifesta de muitas maneiras.

Na experiência cristã chamamos de disciplinas espirituais uma série de práticas que fazem parte da devoção de uma pessoa. Embora alguns pensem o contrário, a religião não as trata como obrigações do cristão. São hábitos que fazem bem, inclusive do ponto de vista da saúde.

É muito difícil, por exemplo, que você encontre um cristão que não faça oração. Além de recomendado na Bíblia, o exercício de abrir o coração e falar com Deus traz uma série de benefícios ao indivíduo. Do ponto de vista da fé, por exemplo, ele fortalece o senso de dependência, aumenta a confiança e sensibiliza as pessoas para as causas umas das outras.

Mas também há benefícios emocionais decorrentes da oração como forma de devoção espiritual. Existem pesquisas no campo da neurociência que tratam a oração como uma espécie de terapia. Nesse sentido, a prática é recomendada inclusive a não religiosos. O argumento é que ter a consciência de que há uma força maior diante da qual uma pessoa pode se abrir é libertador.

Já vi muitas vezes o poder catártico da oração. Às vezes as pessoas precisam colocar para fora o que carregam dentro de si. As orações cumprem esse papel na vida de muita gente. Costumo dizer na igreja que boa parte do peso que as pessoas carregam seria eliminada se elas acreditassem no poder que a oração tem de diminuir as nossas cargas emocionais.

Outra prática de devoção muito comum na espiritualidade é o estudo dos textos sagrados de uma tradição religiosa. Os textos sagrados funcionam como baliza para a caminhada de uma pessoa que cultiva determinada fé. Eles fornecem orientação espiritual, moral e ética para os fiéis.

Na experiência da espiritualidade cristã, a leitura e a meditação da Bíblia se constituem como caminhos de aproximação de Deus. Assim como acontece com a oração, é raro encontrar pessoas nessa tradição religiosa que não valorizem a leitura bíblica.

Não é sem motivo que, nas igrejas, seja ensinada essa valorização da Bíblia. É uma prática que perpassa praticamente todos os encontros, desde os focados nas crianças até os que acontecem com os adultos.

Nas classes de escola dominical, as crianças ouvem histórias bíblicas e assistem a vídeos e encenações de episódios do repertório sagrado. Ali elas são instruídas a lerem a sua Bíblia em casa.

Também não é sem motivo que a mesma dinâmica ocorra com adolescentes e jovens. As conversas e discussões dominicais tomam as Escrituras Sagradas como ponto de partida. Eles são encorajados a pensar os temas do seu cotidiano a partir dos textos da sua religião.

A experiência com os adultos, obviamente, é similar aos demais grupos etários. Nos cultos públicos, é aos textos bíblicos que a atenção deles é dirigida. Isso fortalece a ideia de que o seu caminho será melhor quanto mais se dedicarem aos princípios de sabedoria que emanam do texto sagrado.

Imagine essa dinâmica de aproximação do texto sagrado acontecendo semana após semana nos cultos das igrejas. Isso fortalece a consciência dos cristãos no exercício de sua devoção.

Tanto é que, quando aconselho pessoas que estão se sentindo distantes de Deus, muitas vezes ouço delas mesmas frases como "preciso ler mais a minha Bíblia, porque estou muito distante de Deus".

Existe, ainda, outro caminho de cultivar devoção que creio ser importante destacar. Talvez seja o que mais esteja presente na espiritualidade não religiosa. Refiro-me às ações concretas de serviço e amor ao próximo.

Orações e leituras de textos sagrados são experiências que, na maior parte das vezes, estão atreladas a uma confissão religiosa. Gestos de empatia e solidariedade parecem estar menos vinculados aos credos e confissões.

Isso não significa que eles não estejam presentes nas confissões religiosas. Na verdade, é difícil encontrar uma religião que tenha um livro sagrado e que não subscreva textualmente a caridade, o amor e o serviço como parte da sua ética.

## O SER HUMANO É NATURALMENTE IMBUÍDO DO DESEJO DE AJUDAR O PRÓXIMO. UMA VEZ QUE ELE DESCOBRE QUE ESSA É UMA DAS FORMAS DE DEVOTAR SUA VIDA A DEUS, ELE TENDE A SE MOTIVAR AINDA MAIS NO CULTIVO DESSA PRÁTICA.

Quando digo que empatia e solidariedade estão menos vinculadas aos credos e confissões, refiro-me ao fato de que pessoas não religiosas valorizam essas práticas de forma mais intuitiva do que a leitura de um texto ou a oração, por exemplo.

As pessoas não precisam ser formalmente ensinadas quanto aos benefícios de fazerem algo por seus semelhantes. Não é uma experiência que careça de teorização ou educação formal.

Uma criança já começa a perceber a alegria de agir com generosidade no amor e no cuidado do próximo. O que acontece com o passar do tempo é que vamos sofisticando a compreensão dessa experiência, desenvolvendo um senso maior de responsabilidade para com os nossos semelhantes. Mas o prazer de abençoar outra pessoa está nas memórias mais antigas de qualquer um.

Quando isso é compreendido como parte integrante da ética de uma religião, o desejo de cultivar esse hábito fica ainda maior. É o que acontece na experiência cristã.

O ser humano é naturalmente imbuído do desejo de ajudar o próximo. Uma vez que ele descobre que essa é uma das formas de devotar sua vida a Deus, ele tende a se motivar ainda mais no cultivo dessa prática.

A mobilização cristã em ações sócio-humanitárias como parte da sua missão no mundo é umas das coisas mais bonitas que há nessa religião. Imaginar que pessoas organizam suas agendas, distribuem seus recursos e enveredam seus esforços para atender necessidades alheias como forma de devoção a Deus é algo impressionante.

Quantas organizações há hoje no mundo que se dedicam ao próximo em obediência a Deus? Quanta qualidade de vida é gerada em espaços precários e às vezes insalubres, mas que se mantêm abertos porque, em nome da sua fé, pessoas estão comprometidas com o suprimento das demandas alheias? Servir alguém é uma forma poderosa de cultivar devoção.

Existem ainda muitas outras maneiras de devotarmos o nosso coração e a nossa vida àquilo em que acreditamos. Como já mencionado, por mais que haja alguns caminhos mais tradicionais de fazê-lo, a dedicação de uma pessoa aos princípios espirituais nos quais ela acredita se dá de diversas formas.

A devoção é importante porque ela dá concretude ao nosso senso de transcendência. É como se — uma vez atentos àquilo que é maior do que nós e conscientes do nosso papel neste mundo — fôssemos conduzidos a agir de tal forma a tornar essa experiência tangível.

Saber que Deus existe e reverenciar essa existência são coisas importantes. Mas é a reorganização da vida a partir dessa percepção que nos ajudará a dar contornos reais a essa crença. Por isso que a devoção é tão importante no cultivo da espiritualidade.

## PRÁTICA COMUNITÁRIA

Existe ainda outra dimensão da espiritualidade que contribui para um processo de autocuidado: o cultivo de práticas comunitárias. Deixei esse aspecto por último na construção deste capítulo porque acredito que ele seja o terceiro estágio no desenvolvimento de uma espiritualidade saudável.

Primeiro nós nos damos conta do nosso senso de transcendência, adquirindo consciência do nosso lugar no mundo e da existência do seu Criador. Em seguida, cultivamos a devoção através de hábitos e práticas que reforcem nossa dedicação a Deus e seus projetos. Por fim, descobrimos que é necessária uma vivência comunitária para que essa experiência seja enriquecida e amadurecida.

Há uma cultura de autossuficiência crescente em nosso mundo. Ela fortalece a ideia de que somos independentes uns dos outros e de que a vida em comunidade é opcional.

Se você reparar, verá que as pessoas organizam a vida de tal forma que precisam cada vez menos umas das outras. Isso pode ser percebido até mesmo nos hábitos mais triviais do dia a dia.

Os membros de uma família podem estar em casa, cada um assistindo ao mesmo filme ou série no próprio celular. Cada qual almoça no horário que deseja, sem que estejam juntos à mesa. Às vezes há tantos carros quanto pessoas na família, e não é incomum que eles sigam para o mesmo lugar, cada qual dirigindo o seu veículo.

São exemplos simples do cotidiano, mas que reforçam uma cultura de autossuficiência. As pessoas têm cada vez menos ciência do quanto precisam das outras, porque existem cada vez mais recursos à sua disposição para que realizem suas tarefas sozinhas.

Apesar dos inúmeros benefícios que os avanços tecnológicos nos proporcionam e de como eles otimizam a nossa vida, nada deveria enfraquecer a nossa percepção de que somos fraternos e, como tais, dependemos uns dos outros.

Não é sem motivo que as experiências religiosas são, em sua maioria, comunitárias. Da mesma forma que elas nos ajudam a perceber que precisamos estar conectados com Deus, não nos deixam esquecer que precisamos nos conectar uns com os outros.

Na fé cristã, por exemplo, essa ênfase está presente tanto na práxis de Jesus quanto no ensino dos apóstolos. Jesus não apenas chamou pessoas e as comissionou para tarefas específicas. Ele as fez perceber a importância de saírem juntas para o exercício da sua missão. E as imbuiu de um espírito comunitário. Parece que Jesus queria nos ensinar que algumas das tarefas mais importantes da vida não serão desempenhadas sozinhas.

E não foi apenas na escolha dos apóstolos que Jesus ensinou sobre a importância da prática comunitária como experiência espiritual. Em sua oração sacerdotal, ele disse que a unidade da igreja seria um testemunho de que ele havia sido enviado ao mundo pelo Pai. Em sendo um, os seus discípulos anunciariam ao mundo a missão do Cristo.

O apóstolo Paulo também deu recado similar à comunidade dos Efésios. Em um trecho da sua carta, disse que Jesus, com a sua cruz, derrubou o muro que usávamos para nos manter separados. E que, em vez de continuar com dois grupos de pessoas, separados por séculos de animosidade e desconfiança, Deus criou um novo tipo de ser humano, proporcionando um novo começo para todos.

Além da cultura de autossuficiência, há outra tendência no mundo bastante nociva à nossa espiritualidade. A ideia de que só devemos fazer parte de comunidades homogêneas, nas quais existam pessoas que pensam exatamente como nós em tudo na vida.

A tolerância para com as diferenças tem sido cada vez menor. Ficamos desconfortáveis com vozes dissonantes e nos questionamos se devemos permanecer em ambientes quando descobrimos que as pessoas têm opiniões diferentes das nossas.

Uma espiritualidade como a cristã, que nos insere em uma comunidade, é um antídoto contra esse espírito sectário e individualista.

A escolha que Jesus fez dos seus apóstolos é genial. Do ponto de vista estratégico, não poderia ser mais controversa. Ele recrutou um sujeito impulsivo e outro apelidado de filho do trovão. No mesmo grupo inseriu um homem que pertencia a uma classe popularmente

> MAIS DO QUE NOS FAZER CAMINHAR JUNTOS, JESUS DESEJA NOS ENSINAR QUE A NOSSA MISSÃO É REALIZADA NA COMPANHIA DE PESSOAS QUE ÀS VEZES SERÃO RADICALMENTE DIFERENTES DE NÓS NA SUA FORMA DE PENSAR E AGIR.

conhecida por ser traidora do povo e corrupta, além de um homem que ansiava por revolução através de luta armada.

Isso nos leva a perceber que, mais do que nos fazer caminhar juntos, Jesus deseja nos ensinar que a nossa missão é realizada na companhia de pessoas que às vezes serão radicalmente diferentes de nós na sua forma de pensar e agir.

Não me lembro de nenhuma época em que eu não estivesse inserido em uma comunidade religiosa. Resgatando em minha memória as lembranças da infância, adolescência e juventude, fico impressionado com a quantidade de pessoas que possivelmente eu jamais teria conhecido não fosse a igreja.

Não me refiro apenas ao fato de encontrar semanalmente gente que pertence a faixas etárias, grupos sociais, culturas familiares e tantos outros marcadores distintos. Falo da experiência de trocas, conversas, desenvolvimento de tarefas e serviço voluntário com essas pessoas.

Não se trata de romantizar a prática comunitária. Ela é mais desafiadora do que muitos gostariam de admitir. Às vezes nós nos desentendemos, discutimos, divergimos sem sabedoria. Há conflitos e necessidade de perdão. Tudo isso faz parte de qualquer convívio social — dos menores aos maiores grupos de que participamos.

Trata-se tão somente de admitir que existe uma riqueza que Deus nos oferece quando nos juntamos a outras pessoas para desempenharmos nossas tarefas neste mundo.

Comunidades nos aproximam de Deus. É como diz a antiga oração do saltério bíblico: quando o povo está em unidade, Deus ordena vida e bênção sobre todos. É por isso que vivenciamos momentos tão especiais quando nos dedicamos a práticas comunitárias no exercício da nossa espiritualidade.

A agitação da vida e a necessidade de remirmos o tempo muitas vezes nos farão acreditar que o melhor é seguirmos sozinhos. É evidente que às vezes essa será a melhor escolha. Há momentos em que precisamos mesmo desempenhar nossas tarefas sem a ajuda de ninguém. Também haverá a necessidade de tempos de solitude, situações nas quais nossos esforços estarão destinados apenas a nós mesmos.

No entanto, jamais deveríamos prescindir da comunidade como ambiente de construção da vida e prática de espiritualidade. Em algumas circunstâncias, mesmo sabendo que sozinhos faríamos algo mais rápido — e talvez até melhor —, optaremos por nos juntar às pessoas. Faremos isso sabendo que há outros ganhos na vida que não têm a ver necessariamente com o tempo que economizamos ou com a qualidade final do que realizamos. Há ganhos que têm a ver com o prazer de estarmos ao lado das pessoas e avançarmos juntos pelas estradas da vida.

## UMA PALAVRA FINAL

Até que eu me tornasse um pastor, a minha vida passou por diferentes fases no que diz respeito à espiritualidade. Fui da criança que participava das atividades da igreja por condução dos pais ao adolescente que, em um Brasil ainda pouco evangélico, se constrangia por praticar a fé. Tive minha experiência de conversão pessoal nessa fase da vida e, desde o início da juventude, passei a me dedicar para encorajar as pessoas a cuidarem da sua espiritualidade.

As conversas com as pessoas na igreja — e também as escutas no consultório — não me deixam ignorar o fato de que, de uma forma ou de outra, somos todos seres espirituais. As pessoas fazem os seus próprios caminhos e buscas, e muitas vezes divergem entre si nesses percursos. Mas nada apaga o fato de que estamos, todos, em busca de um sentido profundo que dê conta da nossa existência.

Como diz Eclesiastes de Salomão, Deus pôs o anseio pela eternidade dentro de cada um de nós. Mas há um detalhe interessante no antigo texto de sabedoria. Ele diz que, mesmo com a eternidade no coração, o ser humano não consegue compreender inteiramente o que Deus fez.

Por que criar uma espécie de cordão umbilical com a eternidade, se ao homem é impossível compreender inteiramente o que Deus fez? Seria como se Deus tivesse plantado em nós algo sem, contudo, nos dar a oportunidade de ver aquela semente florescer?

Não penso que seja isso que o sábio queria nos ensinar. Parece-me que o intento do texto seja nos fazer perceber o modo como fomos criados. A semente da eternidade plantada no coração humano é a forma de Deus fomentar em nós uma consciência acerca da existência de um caminho de volta para casa.

Vivemos neste mundo em busca de algo que nos preencha. Daí termos todos, a despeito da particularidade das nossas histórias, questionamentos muitos similares. Nessas tentativas de encontrar o que sacie esses desejos da alma, muitas vezes nos frustramos com tentativas que não nos oferecem aquilo de que precisamos.

Não sou um crítico da busca por conquistas materiais, porque sei como a vida também se faz com elas. Mas penso que o reconhecimento da espiritualidade como uma dimensão da existência nos ajude a discernir os caminhos que precisamos percorrer para encontrar sentido para o anseio pelo que é eterno.

Quantas pessoas acreditam que o sentido da vida estará no emprego duradouro, na carreira dos sonhos, na aquisição da casa própria ou do carro na garagem? Para muita gente, a possibilidade ter uma vida organizada nesses quesitos é a materialização do propósito da existência. Não obstante todas as realizações, as pessoas ainda se fazem perguntas — como se estivessem sedentas por algo a mais.

Aquele paciente não religioso que mencionei no começo do capítulo representa bem isso. Ele era um sujeito com a vida organizada do ponto de vista das realizações materiais. Bela família, boa carreira e estabilidade financeira. Mesmo assim, andava inquieto com relação ao cerne da sua existência.

Como havia sido treinado a acreditar apenas naquilo que se pode ver, ele resistia em aceitar que sua vida também era composta por dimensões que a razão, sozinha, não dava conta de explicar. Precisou fazer um mergulho para dentro de si, a fim de admitir que há muito mais na vida do que apenas aquilo que conseguimos provar com a razão.

Pela minha experiência ouvindo as pessoas, sinto que é libertador quando elas admitem que a espiritualidade é uma dimensão da existência. Parece que fomos treinados a rejeitar essa área da vida, como se ela nos diminuísse. Quando aceitamos que ela nos constitui e que o seu exercício nos preenche, respiramos aliviados.

Na modernidade, a espiritualidade, sobretudo a religiosa, foi tratada como uma experiência infantilizadora, uma opção dos incultos. Hoje se sabe como a busca por experiências espirituais pode oferecer segurança, esperança e sentido à vida das pessoas. Isso tem um impacto direto na forma como elas trabalham, se relacionam, se mantêm saudáveis.

Não é sem motivo que, hoje, encontramos o encorajamento ao cultivo da espiritualidade inclusive em ambientes não religiosos.

O ambiente corporativo fala sobre isso. Por muito tempo, profissionais aprenderam que basta focar a carreira, especializar-se

> HÁ UMA INTEGRALIDADE NA VIDA QUE FAZ COM QUE UM INDIVÍDUO PRECISE DAR ATENÇÃO A TODAS AS DIMENSÕES DA SUA EXISTÊNCIA PARA DESFRUTAR DE BEM-ESTAR. O SUCESSO GERADO PELO EXCESSO DE DEDICAÇÃO A UMA ÁREA EM DETRIMENTO DAS DEMAIS NÃO É COMPENSADOR.

e dedicar toda a sua energia àquilo. Isso é insustentável. Há uma integralidade na vida que faz com que um indivíduo precise dar atenção a todas as dimensões da sua existência para desfrutar de bem-estar. O sucesso gerado pelo excesso de dedicação a uma área em detrimento das demais não é compensador.

Profissionais de saúde também reconhecem o lugar da espiritualidade na vida. Há um encorajamento a que as pessoas exercitem a sua fé, cultivem as suas crenças e pratiquem os seus ritos como parte do processo de enfrentamento de doenças. Aos que não são religiosos, os encorajamentos são similares. Práticas meditativas, serviços comunitários e exercícios de contemplação são sugeridos como maneiras de transcender, de se conectar com o mundo e consigo mesmo.

Como mencionei no começo deste capítulo, a espiritualidade não é um adereço à vida. Ela é uma dimensão constitutiva do nosso ser, com valor fundamental para o nosso bem-estar.

A verdade é que nem sempre nos damos conta da importância da espiritualidade na nossa caminhada. E, nesse sentido, cada indivíduo faz um percurso e leva o seu próprio tempo para despertar em relação à necessidade de transcender de si, devotar a si e se conectar com outras pessoas.

Encanta-me o fato de que, no texto de Salomão, a tese de que Deus plantou em nós a semente da eternidade está inserida em uma passagem na qual ele fala sobre o tempo. O grande ensinamento daquele trecho do livro de sabedoria é que há momento certo para todas as coisas debaixo do sol — inclusive para ver despertar em nós um senso de divindade.

É como se ele estivesse nos dizendo que, da mesma forma que há tempo de aprender todas as coisas, há tempo para descobrir Deus e os seus caminhos nesta vida. Daí as pessoas fazerem percursos tão distintos e verem esse interesse despertar dentro de si em fases tão diferentes da sua história.

O meu paciente tinha razão: religiosos ou não, no fundo somos pessoas profundamente espirituais. Quanto antes nos dermos conta disso, mais atenção daremos a essa dimensão da nossa existência. E quanto mais atenção cada um der a essa área da existência, maior será a qualidade de vida que poderá desfrutar. Cuidar da espiritualidade também é uma forma de cuidar de si.

# PARA REFLETIR

1. De zero a dez, que nota você daria ao avaliar a sua espiritualidade?

2. De zero a dez, o quanto você se dedica à espiritualidade?

3. Sua dedicação é proporcional ao grau de importância que você atribui a ela?

4. Como melhorar o cultivo da sua espiritualidade?

# 6
# PLANEJAMENTO

Se quiser derrubar uma árvore na metade do tempo, passe o dobro do tempo amolando o machado.

**PROVÉRBIO CHINÊS**

## Nem tanto ao mar, nem tanto à terra

Existem dois principais perfis de pessoas com as quais eu lido quando o assunto é planejamento. De um lado estão aquelas que fazem cálculos para absolutamente tudo, avaliam cenários e possibilidades e então desenham o futuro. Do outro estão as que não pensam de forma antecipada em absolutamente nada, esperam a vida seguir o seu curso e não se afligem com o amanhã.

Quando ouço essas pessoas falando, fico imaginando como elas se beneficiariam caso aprendessem alguma coisa com o perfil diferente do seu. Nem sempre precisamos de mudanças radicais na vida. Às vezes pequenos ajustes seriam muito valiosos para nossa jornada.

Eu me lembro de uma conversa que tive na igreja sobre planejamento. Um senhor muito discreto agendou uma conversa na secretaria. Tomei um susto quando vi o seu nome na agenda. Pastores conhecem as suas ovelhas. Ele caminhava conosco havia muitos anos e nunca tinha marcado um gabinete.

Quando chegou o dia do encontro, a primeira coisa que ele me disse foi que eu provavelmente estava estranhando a sua presença. Com um riso, confirmei que sim. Ele, então, me falou que aquela era a primeira vez em toda a sua vida que entrava em um gabinete pastoral.

Muito frustrado, aquele senhor abriu o seu coração. Disse que sempre vivera de forma organizada, planejando cada passo. Na juventude ele havia traçado planos sobre o casamento e sobre quando pretendia ter filhos. Esboçara uma perspectiva de carreira que lhe proporcionasse estabilidade e segurança financeira.

Com tudo rabiscado no papel e seus planos se cumprindo, ele não imaginava que fosse experimentar um revés. Depois de vinte e sete anos como funcionário da mesma empresa, foi mandado embora. A ocasião coincidiu com um grave diagnóstico de saúde recebido por sua esposa. Por causa disso, boa parte de suas economias foram gastas e agora ele estava distante de desfrutar da vida que tanto havia planejado.

Aquele senhor havia encarado o seu planejamento ao longo da vida de modo tão rigoroso que, quando se deparou com um fator que interferiu nos seus rumos, acabou se frustrando a ponto de não saber o que fazer. Situações como a dele acontecem mais do que as pessoas imaginam.

Também me recordo de um casal que acompanhei por quase dez anos na igreja. Eles se amavam e tinham uma família linda. Eram pessoas extremamente hospitaleiras, engajadas nas atividades da igreja e dispostas a servir em qualquer área em que fossem solicitadas.

Por conhecê-los bem, sempre que eles me procuravam no gabinete eu já sabia o motivo. Ele era um sujeito que não planejava o dia seguinte. Quando me encontrava, costumava dizer: "Pastor, meus planos têm duração de vinte e quatro horas".

Isso gerava conflitos em casa. Sua esposa não esperava que ele fosse alguém extremamente planejado, mas que ao menos tratasse algumas questões da vida da família considerando o médio ou longo prazo.

Às vezes eles perdiam oportunidades sem necessidade. Uma vez ficaram de fora em uma viagem de amigos porque ele não quis comprar passagem com antecedência. Quando chegou a semana da viagem, não havia mais bilhetes disponíveis. Ela se queixava dizendo que um pouco de planejamento os teria feito curtir as férias com os amigos. Ele respondia dizendo que se a viagem não havia acontecido era porque não era para acontecer.

Conheço muitas histórias como a daquele senhor frustrado com o revés no seu planejamento. E também sei de tantas outras famílias que vivem como aquele casal. Tem gente que organiza a vida a ponto de não saber o que fazer quando alguma coisa interfere nos seus planos. E tem gente que ignora o planejamento com tamanha força que perde oportunidades desnecessariamente.

A verdade é que ninguém precisa estar em um extremo nem em outro. Como diz o ditado, nem tanto ao mar, nem tanto à terra.

Ninguém deveria criar uma repulsa à ideia do planejamento, como se ele representasse um engessamento da jornada. Geralmente as pessoas que são avessas aos planos argumentam que preferem que o vento mostre o caminho a seguir. Mas é necessário levar isso tão a sério?

Tampouco deveriam as pessoas tratar o futuro como se ele fosse algo inteiramente controlável. É comum ver gente tratando esse planejamento excessivo como se fosse virtuoso, uma espécie de organização que só traz benefícios. Mas, da mesma forma, é necessário levar isso tão a sério?

De que maneira nós podemos encarar a importância de sermos planejados e organizados, mas sem que isso represente uma tentativa de controlar todas as variáveis da vida?

Lidando com as pessoas no gabinete pastoral e no consultório, percebo que existem três principais áreas nas quais falhamos quando falamos do planejamento: finanças, transição e futuro.

Muitos conflitos relacionais — sobretudo familiares — seriam evitados caso planejássemos a vida financeira de forma mais equilibrada. Também penso que muitas crises existenciais não seriam atravessadas, se nós pensássemos com um pouco mais de seriedade nas transições que fazemos na vida. E, por fim, estou certo de que desfrutaríamos com muito mais qualidade do presente se pensássemos de modo um pouco mais intencional e estratégico no nosso futuro.

Das áreas da existência humana pelas quais passamos até aqui,

> QUEM QUER CUIDAR DE SI DE FORMA
> INTEGRAL PRECISA REFLETIR SOBRE QUANTO
> E COMO TEM PLANEJADO A SUA VIDA. NÃO
> PRECISAMOS IGNORAR O FUTURO NEM TRAZÊ-LO
> INTEGRALMENTE PARA O PRESENTE. PRECISAMOS
> APENAS TER A SENSAÇÃO DE QUE, MESMO SEM
> CONTROLAR TODAS AS COISAS, SABEMOS PARA
> ONDE ESTAMOS INDO.

talvez essa seja a mais inesperada. Isso porque "planejamento" não é uma área propriamente dita. Não se trata de uma dimensão existencial como as demais. Entretanto, é uma prática que interfere diretamente na qualidade de vida das pessoas.

Percebo que muitas pessoas perdem qualidade de vida porque não se planejam. Ou porque o fazem de modo desequilibrado. Essa é a razão de dedicar um capítulo ao planejamento como parte de um programa de autocuidado.

Quem quer cuidar de si de forma integral precisa refletir sobre quanto e como tem planejado a sua vida. Não precisamos ignorar o futuro nem trazê-lo integralmente para o presente. Precisamos apenas ter a sensação de que, mesmo sem controlar todas as coisas, sabemos para onde estamos indo.

E, obviamente, precisamos fazer isso com a consciência de que, mesmo que nossos planos sejam alterados, a embarcação da nossa vida continua sendo comandada pelo Eterno. Nós planejamos, mas Deus é quem sabe. Como lembra o apóstolo Tiago: "Ouçam, agora, vocês que dizem: 'Hoje ou amanhã iremos para esta ou aquela cidade, passaremos um ano ali, faremos negócios e ganharemos dinheiro'. Vocês nem abem o que acontecerá amanhã [...] em vez disso, deveriam dizer: 'Se o Senhor quiser, viveremos e faremos isso ou aquilo'" (Tiago 4.13-15).

## Finanças

Dinheiro costuma ser um assunto delicado — o que não significa que não deva ser abordado. Na verdade, talvez justamente por ser um tema tão sensível às pessoas, ele deveria ser explorado com mais frequência.

Casamentos acabam por causa de dinheiro. Familiares também param de se falar por esse mesmo motivo. Todos conhecemos pelo menos alguma história de pessoas cujas relações foram tristemente afetadas por motivos financeiros.

Muitos problemas que ouço nos atendimentos pastorais e nas consultas seriam evitados caso as pessoas lidassem com as suas finanças de forma mais saudável. E o que seria um modo saudável de lidar com o dinheiro? Um bom ponto de partida é dar ao dinheiro a importância adequada.

Por ser um elemento imprescindível à vida — afinal, é com ele que pagamos contas, garantimos o suprimento das nossas necessidades e realizamos sonhos — qualquer discurso que nos faça ignorar a importância do dinheiro só nos prejudicará. Às vezes ouço falas romantizadas de pessoas que dizem não se preocupar com a sua vida financeira. Alegam que Deus proverá e que não temos que andar aflitos com coisas materiais.

Discursos dessa ordem podem soar inspiradores, mas às vezes beiram à irresponsabilidade. É importante assumirmos a responsabilidade de trabalhar para termos os recursos necessários para viver. É importante legitimarmos o desejo de prosperar na vida, reconhecendo que querer desfrutar da jornada com mais qualidade não é um problema nem um pecado.

O que precisamos, ao fazer isso, é cuidar do coração para que o dinheiro não ganhe mais importância do que ele deve ter. Reconhecer o seu lugar na manutenção da vida não é o mesmo que dar a ele centralidade e primazia sobre todas as demais coisas que constituem a nossa existência.

Para cada fala que romantiza o dinheiro ao tratá-lo como adereço dispensável, existem dezenas de outros discursos que idealizam o dinheiro ao tratá-lo como o principal elemento da vida de uma pessoa. E é geralmente nesse contexto de idealização e supervalorização do dinheiro que estão as maiores crises com as quais eu lido em conversas com pessoas sobre as suas finanças.

Bons planejamentos financeiros começam com uma compreensão adequada do lugar que o dinheiro deve ter na vida de uma pessoa. Ele deve ser reconhecido como fundamental, mas sem ser alçado a um grau de importância que faça com que desloquemos para ele a nossa segurança.

Dinheiro é como uma folha solta no vento. Movimenta-se com mais facilidade do que gostamos de admitir. E a vida é como um circuito de pequenas estações. As coisas mudam de uma hora para outra. Quando nos planejamos financeiramente, minimizamos a chance de sermos surpreendidos.

Algumas das conversas que tenho com pessoas que se frustraram nessa área financeira beiram à ingenuidade. Não me refiro a adultos que ainda estão deixando a juventude e carecem de repertório para encarar desafios que ainda lhes são desconhecidos. Falo de gente experiente, que parece ignorar o fato de que a vida é dinâmica. Gente que se esquece de que as coisas mudam.

Sim, elas mudam. E é por isso que se planejar financeiramente é tão importante. Saber quanto se ganha e quanto se gasta. Antever, se possível, os períodos nos quais as entradas serão menores ou os gastos serão maiores. Entender quais são as despesas médias para cada fase da vida. São coisas simples, mas que quando negligencia-das comprometem muita coisa.

Vejo muitas pessoas começarem a vida bem e terminarem mal por causa de dinheiro. O antigo ditado "dinheiro não dá em árvore" tem razão de ser. Há quem viva ignorando o fato de que seus recursos podem acabar. São uma espécie de reedição do filho mais moço da parábola do filho pródigo, a história contada por Jesus. Gastam seus recursos irresponsavelmente, como se eles nunca pudessem acabar.

Também lido com frequência com outro problema muito comum relacionado às finanças: a obsessão pela imagem de sucesso, que muitas vezes é um obstáculo ao trabalho verdadeiro que coloca co-mida na mesa.

Esse, talvez, seja um problema característico do nosso tempo — mais do que de outras épocas. Nós vivemos em um momento de hipervalorização da imagem. Em nome da aparência do sucesso, as pessoas muitas vezes ignoram a realidade. É como se a vida depen-desse do que os outros pensam delas a partir do que veem nas fotos e perfis de suas redes sociais.

Certa vez eu recebi um casal para conversar em meu escritório na igreja. Eles entraram juntos em minha sala. Ela aflita, e ele com uma cara tranquila. Ele não fazia ideia do que os levara ali, já que ela ha-via marcado o aconselhamento. Com um tom de cansaço, aquela es-posa disse que não aguentava mais tanto teatro na vida. Pedi que me explicasse do que estava falando. Ela abriu a rede social do marido. Eram vídeos de conselhos impressionantes sobre como viver bem.

Aqueles conteúdos davam a qualquer um a sensação de uma vida bem-sucedida. Acontece que não passava de uma fabricação desconectada da realidade. Não é que faltava verdade em suas pala-vras e conselhos. Elas só não garantiam àquela família o que aquele homem prometia a todas as demais.

Diante de mim havia um homem constrangido e uma mulher esgotada. Ela me disse que não teria nenhuma dificuldade de estar casada com alguém cujo trabalho fosse dar conselhos aos outros nas redes sociais, desde que aquilo pagasse as contas da família. Acontece que não era esse o caso do seu marido. No último mês ele havia ganhado 217 reais. "Eu não quero um homem rico, pastor. Eu só quero um marido responsável com a realidade da nossa família. Eu trabalho de verdade. E preciso que ele faça o mesmo", ela me disse.

A única reação daquele marido foi perguntar por que ela o estava expondo. Sua preocupação com a imagem era tamanha que, mesmo confrontado por sua esposa e com a possibilidade de mudar de postura, aquele homem se manteve na defensiva ignorando a realidade.

Histórias assim são mais comuns do que se imagina. Apesar de muitos pensarem o contrário, construir cenários fictícios que sugerem a terceiros um sucesso financeiro não significa absolutamente nada. Nós precisamos de rotinas e atividades que deem conta da realidade da vida.

Na vida real, as pessoas precisam mais de concretude do que de imagem. Isto é, precisamos de experiências sólidas e tangíveis que sejam capazes de dar conta das nossas demandas. Não precisamos nos preocupar tanto com as aparências, porque elas não passam de uma ilusão.

Dar aos outros a sensação de viver luxuosamente não significa nada, caso suas despesas básicas não estejam pagas. Um vídeo em um apartamento com vista para o mar não vale mais do que um boleto de condomínio quitado. Dirigir um carro de alto padrão cujas parcelas não serão honradas não tornará alguém mais importante do que conduzir um carro popular com IPVA em dia.

Em vez de desenvolver obsessão pela imagem, precisamos nos preocupar com segurança financeira. Todos sabemos que existem situações de saúde, instabilidades profissionais e outros fatores capazes de interferir no fluxo da vida. Quem está protegido das tempestades que muitas vezes aparecem? Por isso é bom garantir, na

> **NA VIDA REAL, AS PESSOAS PRECISAM MAIS DE CONCRETUDE DO QUE DE IMAGEM. ISTO É, PRECISAMOS DE EXPERIÊNCIAS SÓLIDAS E TANGÍVEIS QUE SEJAM CAPAZES DE DAR CONTA DAS NOSSAS DEMANDAS. NÃO PRECISAMOS NOS PREOCUPAR TANTO COM AS APARÊNCIAS, PORQUE ELAS NÃO PASSAM DE UMA ILUSÃO.**

medida do possível, reservas que funcionarão como recurso em caso de emergências.

Quem se planeja financeiramente também tem mais chance de atingir seus objetivos. Sonhos e projetos não se realizam do dia para a noite. Sobretudo se estivermos falando de aquisição de casa, viagens, educação dos filhos e outros projetos custosos.

Por isso, é mais fácil avançar quando se traça metas — sejam elas de curto, médio ou longo prazo. Elas funcionam como balizas. São marcadores importantes para avaliar se estamos avançando ou retrocedendo nos projetos.

Há um provérbio bíblico que diz que os planos bem elaborados levam à fartura e que o apressado sempre acaba na miséria (Provérbios 21.5). Gosto dessa sabedoria, porque ela nos lembra que a vida exige de nós estratégia, paciência e perseverança para a realização dos nossos sonhos.

Se as finanças ocupam um lugar importante na nossa vida, não devemos tratá-las com descaso ou displicência. Tanto fingir que o dinheiro não tem valor para nós como dar a ele a máxima importância na escala de prioridades da nossa vida são escolhas igualmente equivocadas.

Para viver bem, precisamos de um equilíbrio que nos proteja desses dois extremos. É necessário termos contato com a realidade da vida e traçarmos planos e metas financeiras que nos possibilitem avançar com responsabilidade e maturidade.

Cuidar bem da vida financeira é estratégico até mesmo como forma de cuidar das outras áreas da vida. Muitos problemas relacionais, de saúde, no trabalho, no lazer e de espiritualidade são potencializados pela maneira como o dinheiro nos afeta.

Não há um único modelo de planejamento financeiro possível ou acertado. Temos perfis e realidade diferentes. Cabe a cada um discernir qual é a melhor forma de se organizar financeiramente, e solicitar ajuda sempre que necessário. O que não podemos, por ser tolice, é prescindir de uma atenção a essa área importante da nossa vida. Falta de planejamento financeiro custa caro.

## TRANSIÇÃO

Foi de um pastor amigo que escutei pela primeira vez a frase "sucesso sem sucessor é fracasso". Eu ainda estava no início do meu ministério, mas ele já me instruía sobre a importância de considerar a transição pastoral como uma experiência futura a ser planejada.

Guardei aquilo comigo, mas confesso que foi o tipo de ensinamento que só ganhou clareza com o passar do tempo. Conversando com pessoas e observando processos sucessórios em igrejas, empresas e demais organizações, percebi como é difícil fazer transição.

As pessoas resistem a sair dos seus postos. Eu sei que há motivos diversos — alguns deles bastante compreensíveis, por sinal — que as levam a tal relutância. Muita gente permanece em posições por uma questão de preocupação financeira. Há dívidas a serem pagas, compromissos a serem honrados, preocupações com as incertezas do futuro.

No entanto, nem sempre esse é o caso. Muitas pessoas com as quais converso e que estão em posições estratégicas de liderança alegam outro motivo para não fazer um processo de transição: "Não encontrei ninguém que pudesse assumir o meu lugar" é uma das frases que eu mais ouço. Não estou dizendo que essa fala nunca seja verdadeira, mas percebo que na maior parte das vezes a procrastinação em processos sucessórios está na dificuldade de admitirmos que está chegando a hora de parar.

Parte da nossa identidade está atrelada àquilo que fazemos. No geral, é no trabalho que passamos a maior parte do dia. Quando nos apresentamos para as pessoas, uma das primeiras informações que lhes damos é sobre a formação que temos ou sobre o ofício que desempenhamos. Fazemos isso muitas vezes sem nem perceber. Quantos formulários que nós preenchemos pediam que indicássemos a nossa profissão? Quantas conversas despretensiosas e informais com pessoas que nunca mais encontramos na vida começaram com "Prazer! Eu sou o fulano. Você trabalha com o quê?"

O reforço cotidiano daquilo que fazemos tem um impacto emocional grande sobre nós. Impacto esse que muitas vezes só é percebido quando precisamos deixar de lado as nossas atividades. Por isso as transições mexem tanto com as pessoas.

Toda transição é, em alguma medida, uma lembrança do nosso senso de finitude. E admitir que somos seres finitos está entre as coisas mais difíceis de se fazer. Basta que pensemos, por exemplo, na maneira como lidamos com a morte — sempre que ela insiste em se aproximar de nós ou de alguém que amamos.

Como psicólogo e como pastor, cuido de gente cuja vida está próxima do fim. Em alguma medida, todos estamos. Acontece que fatores como idade e doença terminal parecem nos aproximar mais da realidade da finitude. Nessas horas, familiares são os que mais ignoram os indicadores. O instinto de preservação conta mais do que os dados.

Não é fácil conviver com o desconforto de saber que em algum momento alguém que nós amamos não estará mais aqui. É por isso que em muitas ocasiões, mesmo sabendo que está na hora de a pessoa partir, nós ignoramos os sinais e lutamos egoisticamente para mantê-las conosco.

Trago o exemplo da morte para essa conversa sobre transição porque ela é a cena mais emblemática e aguda da nossa dificuldade de lidar com o fim. Em proporções muito menores, processos sucessórios são como uma experiência de morte. Não que eles representem a morte de uma pessoa, obviamente, mas de um papel. E não é fácil ver um papel que desempenhamos por tanto tempo desaparecer.

Há quem enfrente quadros de depressão quando se aposenta. Algumas pessoas começam a desenvolver dependência química pelo consumo abusivo de álcool ou drogas ilícitas. Muitos casais atravessam crises profundas no relacionamento, e alguns chegam até a se divorciar. Tudo isso provocado pela dificuldade de reconhecer o fim de um papel.

É importante, por isso, pensar a transição com outras categorias. Ela faz parte da vida e não precisa significar o fim na mesma perspectiva mórbida que a morte faz. A vida é feita de estações, e entender o papel das fases é importante para sabermos a hora de encerrar um ciclo.

Penso, aliás, que esse é um ponto de partida importante para refletirmos sobre o lugar da transição na vida. É importante reconhecer o papel das fases na caminhada de toda pessoa. Gostamos muito de falar que a vida é feita de estações porque isso soa poético, mas nem sempre respeitamos os sinais que cada ciclo nos apresenta.

Cada área tem as suas especificidades, e cada indivíduo tem as suas particularidades. Isso significa que não há regras absolutas para pensar os ciclos que as pessoas atravessam em suas vidas. Mas existem balizas que podem nos nortear, apesar das nossas diferenças.

> **TODA TRANSIÇÃO É, EM ALGUMA MEDIDA, UMA LEMBRANÇA DO NOSSO SENSO DE FINITUDE. E ADMITIR QUE SOMOS SERES FINITOS ESTÁ ENTRE AS COISAS MAIS DIFÍCEIS DE SE FAZER.**

Quais seriam os indicadores importantes a ser considerados? Existem marcadores que devem ser observados nesse processo? Penso que alguns elementos podem servir como pontos de reflexão para as pessoas, independentemente das suas histórias.

Algo fundamental de ser avaliado é o grau de satisfação que uma pessoa tem com aquilo que ela faz. A satisfação é um componente da vida. Aquela sensação de prazer de que desfrutamos depois da realização de uma tarefa é um estímulo para continuarmos nos empenhando.

É evidente que nem sempre estaremos satisfeitos com aquilo que realizamos, e justamente por isso esse não deve ser o único critério para identificarmos a hora de parar. Mas, porque somos adultos e não crianças, conseguimos diferenciar entre o que é estar insatisfeito com algo pontualmente e o que é experimentar uma insatisfação crônica. Quando o nosso grau de insatisfação é significativo e duradouro, não seria hora de ao menos reconsiderar se devemos continuar?

Outro medidor nos processos de transição que fazemos é o grau de importância daquela atividade ou papel no nosso planejamento de vida. Ou seja, além de considerar se estamos ou não satisfeitos com o que fazemos, precisamos refletir se aquilo faz sentido de uma perspectiva do todo da vida.

É comum compartimentarmos a maneira como falamos sobre nossa existência, porque isso nos ajuda a nos percebermos melhor. Falamos de vida amorosa, vida profissional, vida familiar, vida espiritual — e tantas outras categorias quanto houver. Por mais que seja didático, a verdade é que a vida é uma só. E, ao pensarmos em cada uma dessas áreas, precisamos considerar a relação dela com o todo da existência.

Às vezes ignoramos o fato de que a insistência em um projeto específico numa área da nossa vida compromete a qualidade das demais áreas. O ser humano é especialista em valorizar partes isoladamente, sem considerar o todo. Isso prejudica muitas pessoas. Daí a importância de se ter projetos de vida e submeter a eles os ciclos e fases que atravessamos.

Um terceiro elemento necessário para que saibamos fazer os processos de transição que a vida nos pede é valorizarmos a opinião das pessoas. Engana-se quem pensa que na vida só devemos dar atenção ao que nós achamos. Também é fundamental ouvir o que outros pensam. Isso é, de fato, um ótimo exercício de humildade. Nossas percepções não são absolutas. Nós temos pontos cegos, leituras viciadas, e não sabemos de todas as coisas. Ouvir a opinião de terceiros é fundamental.

Mas de quem ouviremos a opinião? Particularmente, acredito que devamos dar atenção a duas vozes nesses processos. A voz das pessoas que estão inseridas no ambiente em que a transição está prestes a acontecer e a voz das pessoas que estão no nosso ciclo mais íntimo de relacionamentos — o que inclui família e amigos.

As pessoas que estão conosco no ambiente onde a transição está prestes a acontecer estão imersas naquela área da nossa vida. São colegas de trabalho e amigos de equipe que nos acompanham e decerto podem nos ajudar a discernir o momento e a forma de fecharmos um ciclo. As pessoas do nosso ciclo íntimo não estão necessariamente no nosso dia a dia, mas nos conhecem tanto que estão aptas a perceber em nós coisas que ninguém mais consegue enxergar. Seu olhar pode ser decisivo em determinados momentos.

Um último medidor importante para pensarmos os processos de transição são os sinais do corpo. Não tenho dúvidas de que o corpo dá sinais. Nós é que às vezes os ignoramos. Por mais óbvio que seja, é fundamental lembrar que nenhum de nós é uma máquina e que todos estamos sujeitos a processos de saturação e envelhecimento.

Isso não tem a ver com idade. Pense no caso dos atletas de alta performance. A maioria deles precisa parar quando chega à casa dos trinta e poucos anos. As lesões começam a aparecer, a velocidade não é mais a mesma, as recuperações são mais custosas. É o período em que começam a pensar na transição de carreira.

Da mesma forma que acontece com um atleta, todos estamos sujeitos aos sinais que o corpo emite. Negligenciar esses recados pode nos custar caro. Às vezes, saber a hora de fechar um ciclo específico pode ser exatamente aquilo que nos fará ter longevidade na vida como um todo.

Muita gente não se dá conta disso, mas fazer transição é difícil. Porque o fechamento de ciclos não nos deixa ignorar o fato de que a vida segue o seu curso. E quanto mais o tempo passa, mais isso vai se tornando motivo de angústia para o ser humano. Nossa incapacidade de controlar o tempo é implacável.

Ninguém impede a vida de seguir o seu curso. O medo de ver o fim se aproximar deixa o ser humano teimoso. Acontece que a teimosia, às vezes, acaba sendo uma forma de manter o sofrimento. Um efeito colateral de desfrutar algo bom é saber que alguma hora aquilo vai acabar. O fim é inevitável, e é por isso que saber fazer transição é fundamental.

## FUTURO

O futuro é uma das coisas mais interessantes da vida. Não é uma regra, mas a relação do ser humano com ele costuma ser desajustada. Há pessoas que tentam fugir dele, como se isso fosse algo possível. Outras tentam antecipá-lo, como se pudessem ser bem-sucedidas nessa empreitada.

Saber lidar com o futuro de um jeito saudável é uma arte. E alcançar êxito nisso tem a ver com saber fazer planejamento. Mas antes de falar sobre formas de planejar o futuro, penso que seja interessante explicar por que nossa relação com ele é tão desafiadora.

O ser humano fala do futuro como um fato, mas a verdade é que ele não existe enquanto realidade. O futuro não passa de uma ideia. Uma ideia fundamental, diga-se de passagem — mas, ainda assim, uma ideia.

Falar do futuro é semear esperança, porque, por maiores que sejam os nossos planos para o amanhã, nenhum de nós é capaz de garantir que ele chegará. Há alguma dose de concretude na nossa fala sobre o futuro, porque nós precisamos acreditar na sua existência. Mas ninguém consegue assegurar que estará aqui quando ele chegar, nem que ele chegará da forma que imaginamos que fosse acontecer.

Isso costuma gerar dois tipos de comportamento no ser humano. De um lado há pessoas que enfrentam angústias profundas, porque antecipam realidades que nem sequer virão a existir. Preveem cenários, fazem conjecturas e apontamentos, e sofrem por antecipação. Muitas vezes, nada do que imaginaram acontece, e elas descobrem que sofreram em vão.

O perfil ansioso é o mais comum de ser encontrado na relação do ser humano com o futuro. A antecipação imaginária de um tempo faz muita gente sofrer. E não necessariamente porque pessoas ansiosas têm a mente invadida por pensamentos negativos. Também é possível que planejamentos futuros positivos e desejados roubem das pessoas a sua capacidade de desfrutar do presente com satisfação e paz.

Se por um lado há um número crescente de pessoas que antecipa o futuro, por outro tem gente que o ignora por completo. Gente que acha que traçar planos é uma forma de engessar a vida.

Há certo romantismo nessa maneira de viver. Parece bacana e descolado encarar cada dia como se não houvesse amanhã. Essa ideia é difundida por muita gente como se fosse uma maneira de garantir uma jornada mais leve. Acontece que, assim como o excesso de futuro no presente é problemático, a falta dele também traz os seus transtornos.

A jornada de vida do ser humano não é uma sucessão de blocos de 24 horas desconectados uns dos outros. Nossos dias são afetados pelo que aconteceu antes e afetam o que acontecerá depois. Existe continuidade entre o que fizemos ontem e o que faremos amanhã.

Ignorar essa continuidade entre presente e futuro chega a ser irresponsável. Imagine, por exemplo, alguém que recebe a notícia de que será pai, mas ignora as responsabilidades de trabalhar para prover ao seu filho um futuro de qualidade. Gente que, em vez de se programar para suprir as demandas de um cenário que está por vir, espera o amanhã virar hoje para começar a pensar em algo para fazer.

É preciso encontrarmos uma forma de olhar para o futuro de modo equilibrado. E como seria isso? Fugindo tanto do extremo de antecipar todas as coisas quanto do extremo de ignorar a existência do amanhã.

O equilíbrio está entre os grandes desafios da vida. É mais fácil escolher um polo e permanecer ali — e muitas vezes essa escolha nem é consciente. Acabamos adotando comportamentos e formas de encarar a vida a partir de traços da nossa personalidade. Mas é importante reconhecer que não somos seres inflexíveis. Podemos mudar sempre que percebemos que uma maneira de nos portarmos diante da vida não está sendo adequada.

Qual é a dificuldade de aceitar que um pouco de planejamento futuro pode nos ajudar a organizar melhor inclusive o presente? E por que não admitir, também, que é possível deixar certas coisas seguirem o fluxo natural da vida? Como planejar o futuro com equilíbrio?

Um elemento imprescindível na relação do ser humano com o futuro é saber aonde se quer chegar. Parece simples, mas essa é uma das perguntas mais difíceis de se responder. Quando a faço às pessoas em conversas, muitas vezes me deparo com um silêncio e, em seguida, com um "eu não sei" geralmente constrangido.

Saber aonde se quer chegar requer coragem. Muita gente prefere não se debruçar sobre isso por temer o julgamento alheio, caso não consiga atingir o seu objetivo. Também há quem tema ter que lidar com a frustração de não chegar aonde gostaria e por isso prefira não planejar absolutamente nada para o futuro.

Mas é sempre melhor encarar possíveis frustrações — que são próprias da vida — do que não ter foco e chegar a qualquer lugar. Objetivos e metas nos dão ânimo, senso de propósito e determinação. Eles nos lembram de que a nossa história é muito preciosa para ser vivida de qualquer maneira.

Sempre digo às pessoas que estabeleçam metas para si. Sugiro que tracem um objetivo de vida, que façam rabiscos nos seus blocos de notas e encontrem uma missão de vida. Isso não é a garantia de que o futuro será exatamente como cada um planejou, mas ao menos dará um senso de direção e nos fará acordar todos os dias cientes do destino ao qual planejamos chegar.

Também percebo na minha experiência pastoral e clínica como é importante as pessoas estabelecerem pontos de apoio que as façam avançar. Isto é, não precisamos apenas de um objetivo final para a vida. É fundamental termos balizas na jornada. Elas funcionam como indicadores no percurso da vida. São marcadores que nós utilizamos para avaliar, de tempos em tempos, se estamos e como estamos avançando para o lugar aonde queremos chegar.

Já mencionei anteriormente como gosto da corrida. Lembro-me de quando comecei a correr e pensei em me inscrever para a minha primeira prova. Eu corria uma média de oito quilômetros e não sabia se aguentaria fazer os doze quilômetros daquele percurso. Meus amigos corredores diziam que eu daria conta, e eu me inscrevi.

Diferentemente das minhas corridas semanais, na minha primeira prova havia uma placa gigante a cada quilômetro. Elas eram marcadores intermediários que indicavam o quanto os atletas tinham avançado. Como eu estava fazendo um percurso maior do

> **É SEMPRE MELHOR ENCARAR POSSÍVEIS FRUSTRAÇÕES — QUE SÃO PRÓPRIAS DA VIDA — DO QUE NÃO TER FOCO E CHEGAR A QUALQUER LUGAR. OBJETIVOS E METAS NOS DÃO ÂNIMO, SENSO DE PROPÓSITO E DETERMINAÇÃO. ELES NOS LEMBRAM DE QUE A NOSSA HISTÓRIA É MUITO PRECIOSA PARA SER VIVIDA DE QUALQUER MANEIRA.**

que costumava correr, eu sabia que a prova seria desafiadora para mim. O que descobri ali foi o poder dos marcadores intermediários — no caso, as placas — para me motivar a prosseguir. A cada placa, a lembrança de que o destino final estava mais próximo.

Cheguei cansado, feliz e realizado. Comecei a minha primeira corrida de rua pensando que a felicidade estaria em completar os doze quilômetros de corrida. E terminei refletindo sobre como foi importante ter pequenas doses de satisfação, que me impulsionaram ao resultado final.

É disso que falo quando menciono a importância de termos pontos de apoio que nos façam avançar. Não basta sabermos o futuro aonde queremos chegar. É fundamental pensarmos também nos marcos intermediários que nos reabastecerão de energia para seguirmos até o destino final.

Por último, também penso que seja importante na nossa relação com o futuro aprendermos a recalcular a rota sempre que isso for necessário. Se, como eu disse no início, o futuro é uma ideia e não uma realidade, nós precisamos admitir a sua imprevisibilidade.

Uma coisa é fazermos planejamentos e traçarmos metas. Outra, completamente diferente, é lidarmos com elas como se estivéssemos tratando de algo rígido, absoluto e inflexível.

A vida pede de todos nós alguma dose de maleabilidade. Rigidez de pensamento e incapacidade de lidar com mudanças são características que só tornam a jornada mais pesada e desafiadora. Quem nunca precisou recalcular a rota? E por que isso precisa ser visto como um problema?

Nossos relacionamentos ficam mais leves quando admitimos a necessidade de replanejar metas. Às vezes calculamos mal. Em outras ocasiões as intercorrências da vida afetam nossos planos. E está tudo bem em admitir isso, porque essas coisas fazem parte da história de todas as pessoas.

Lidar com o futuro é admitir que, às vezes, nossos planos se frustram. Quando isso acontecer, não precisamos nos desesperar. Há muitos outros caminhos, além daquele que nós planejamos, para chegarmos ao nosso destino. E há outros destinos, além daquele com o qual sonhamos, que podem fazer parte da nossa história.

Sem ficar preso no futuro nem ignorar a sua realidade, todos podemos nos relacionar com aquilo que está por vir com esperança no coração, planejamento na mente e confiança no cuidado de Deus. Saber olhar para a frente com equilíbrio e do jeito certo é fundamental na tarefa que cada um tem de cuidar de si.

## Uma palavra final

Falar de planejamento, para mim, é um grande desafio. Não do ponto de vista técnico e teórico, mas da perspectiva prática. Por minha personalidade, se há um risco que eu corro nessa história é o de ter uma relação tão antecipada com o que está por vir que acabo comprometendo a qualidade da minha vida no presente.

Definitivamente, não estou entre os que deixam o amanhã para amanhã. Penso hoje, sonho hoje e sofro hoje. E me esforço diariamente para minimizar os efeitos do excesso de futuro no agora.

Sei como cuidar disso é importante. Às vezes encontramos formas de mascarar os nossos dilemas. Suavizamos os seus efeitos dizendo, por exemplo, que é bom ser ansioso porque pelo menos a ansiedade não nos deixa esquecer as coisas que devemos fazer. Ou, por outro lado, que é bom ser despreocupado com o amanhã porque isso nos livra de sofrimentos antecipados.

A verdade é que precisamos nos conhecer, admitir os desafios que o nosso jeito de ser nos traz e procurar organizar a vida de tal forma que ela seja mais leve e equilibrada. Isso, pelo simples fato de que não existe bom planejamento sem autoconhecimento. Saber quem somos possibilitará que o nosso preparo para as tarefas presentes e futuras seja mais adequado.

É por isso que eu gosto tanto do provérbio chinês que está no início deste capítulo: "Se quiser derrubar uma árvore na metade do tempo, passe o dobro do tempo amolando o machado". Se desejamos alcançar objetivos na vida, é fundamental dedicarmos tempo na preparação e no aprimoramento das nossas habilidades. Nossos resultados provavelmente serão mais eficazes quanto mais nos prepararmos para as tarefas que estão diante de nós.

Volto àqueles dois perfis clássicos de pessoas que mencionei no início do capítulo. O do planejador obsessivo, que tenta controlar todas as variáveis do futuro, e o opositor a qualquer forma de projeto de amanhã, que prefere ser surpreendido pelo que a vida lhe trouxer.

Acredito que todos já vivemos o suficiente para perceber que esses perfis comprometem a nossa qualidade de vida. Quando pensamos em uma vida saudável, imaginamos a jornada de alguém capaz de olhar para a frente com responsabilidade e maturidade. Alguém que, na medida do possível, se compromete a fazer planos financeiros, a pensar nos seus ciclos e possíveis transições, e que olha para o futuro com equilíbrio.

Quando pensamos em uma vida saudável, também imaginamos a jornada de alguém que, ao fazer todas essas coisas, admite o lugar das contingências, das intercorrências e das surpresas que são próprias da experiência humana.

Justamente por causa dessa imprevisibilidade da vida, saber que Deus cuida de cada um de nós é maravilhoso e pacificador. Faz bem à alma e ao coração lembrarmos que ele zela por nós e está sempre ao nosso lado como um bom pastor cuidando do seu rebanho. Mas isso não nos exime de dedicar tempo e energia para planejarmos melhor o nosso futuro. Quem deseja cuidar de si precisa saber planejar bem a vida, tanto o hoje quanto o amanhã.

# PARA REFLETIR

1. De zero a dez, que nota você daria ao avaliar o modo como você se planeja em sua vida?

2. De zero a dez, o quanto você se dedica a se planejar?

3. Sua dedicação é proporcional ao grau de importância que você atribui a ele?

4. Como melhorar seu planejamento?

# CONCLUSÃO

Comecei este livro falando dos três encontros que todos temos na vida. O encontro com o outro, com a ideia do outro e com quem eu me torno depois de me deparar com a ideia do outro.

Se você chegou até aqui, é hora de avaliar o que fará depois de ter se encontrado comigo, com as minhas ideias e com o que elas provocaram em você.

Isso não significa que você deverá concordar com o que foi dito ou praticar o que foi sugerido. Significa tão somente que, como acontece com todas as demais experiências da vida, você foi afetado por esses encontros. E a sabedoria pede que sempre reflitamos sobre os afetos que recebemos ou causamos.

Disse no início da obra, e não custa repetir: eu não dividi a vida em seis áreas neste livro por achar que elas esgotam o que somos. Apenas fiz isso porque acredito que essas seis áreas compreendem dimensões importantes da existência humana. Como já afirmei, elas são como pilares que fundamentam a nossa jornada.

> **QUANTO MAIS CADA UM FIZER POR SI, MAIS CONDIÇÕES TERÁ DE FAZER O QUE FOR POSSÍVEL PELOS DEMAIS. PESSOAS QUE CUIDAM DE SI TÊM MAIS RECURSOS PARA CUIDAR DAS OUTRAS.**

Em minhas conversas com as pessoas na igreja e no consultório, a maior parte dos assuntos está relacionada com uma delas. Daí a importância de as observarmos com atenção.

Podemos criar o hábito de responder, de tempos em tempos, a algumas perguntas: Como andam os nossos relacionamentos? Como está o nosso trabalho? O quanto temos desfrutado do tempo de lazer? Qual tem sido a maneira com que cuidamos da saúde? De que forma estamos cultivando a nossa espiritualidade? Quão a sério temos levado o nosso planejamento?

Nossa jornada é dinâmica demais para acharmos que não precisamos revisitar esses simples questionamentos. E a honestidade na avaliação deles possibilitará uma melhora significativa na nossa qualidade de vida.

A experiência do cuidado — seja de terceiros, seja de si próprio — é sempre muito poderosa. Nós nos desafiamos, crescemos e descobrimos coisas novas. É uma tarefa que faz parte do processo evolutivo da nossa jornada humana.

Somos impelidos pelo curso da vida a cuidarmos das pessoas que amamos. E, por mais nobre que isso seja, nessa tarefa muitas vezes experimentamos angústias profundas. Sobretudo por percebermos — uma hora todo mundo percebe! — que existe um limite que nós não conseguimos ultrapassar no cuidado do outro.

Há certas coisas que só a própria pessoa pode fazer por si. Por isso a consciência do autocuidado é tão importante. Não tenho dúvida de que é maravilhoso poder proporcionar a quem amamos uma experiência afetiva que os ajude a mudar.

Eu fico feliz quando ofereço isso à minha família e aos meus amigos, e também quando recebo o mesmo deles. No entanto, jamais farei algumas coisas por eles, e eles, por mim. Não por falta de vontade, mas por impossibilidade.

E tem mais. Quanto mais cada um fizer por si, mais condições terá de fazer o que for possível pelos demais. Pessoas que cuidam de si têm mais recursos para cuidar das outras.

Se existe algo que eu aprendi nessa jornada de cuidar das pessoas é como eu preciso cuidar de mim. Porque, se eu gosto tanto de fazer o que faço, preciso ter condições físicas, psíquicas, espirituais e relacionais para seguir nessa jornada.

Podemos ajudar o mundo, mas a verdade é que cada um só tem a própria vida para viver — o que faz do autocuidado uma responsabilidade intransferível. Por sinal, sou lembrado desse dever de cuidar de mim sempre que me recordo de uma antiga história rabínica, que conheci na obra *A alma imoral*, de Nilton Bonder.

Um discípulo pergunta ao rabino Súcia, ao vê-lo em seus momentos finais de vida:

— Por que estás tão irrequieto?

— Tenho medo — respondeu Súcia.

— Medo de quê, rabino?

— Medo do Tribunal Celeste.

— Tu? Um homem tão piedoso, cuja vida foi exemplar? Se tu tens medo, imagine nós, cheios de defeitos e imperfeições.

Rabino Súcia, então, diz:

— Não temo ser inquirido por não ter sido como o profeta Moisés, não deixei um legado de seu porte. Eu posso me defender dizendo que não fui como Moisés porque não sou Moisés. Nem temo que me cobrem profecias como as de Maimônides, por eu não ter oferecido ao mundo a qualidade de sua obra e seu talento. Eu posso me defender dizendo que não fui como Maimônides porque eu não sou Maimônides. O que me apavora neste momento é que me venham indagar: "Súcia, por que não foste Súcia?".

Cuidar de si é a melhor forma de garantir que, neste mundo em que muitos tentam ser cópias de outras pessoas, cada um seja a melhor versão de si próprio.

# SOBRE O AUTOR

Daniel Guanaes é formado em teologia e psicologia. Obteve MDiv em teologia sistemática pelo CPAAJ da Universidade Mackenzie e PhD em teologia prática pelo departamento de teologia, história e filosofia da Universidade de Aberdeen, na Escócia. Atua há quase duas décadas como pastor na Igreja Presbiteriana do Recreio (RJ) e também como psicólogo clínico em consultório particular. É líder do movimento Pastores pela Vida, da ONG Visão Mundial, e é colunista da *Folha de S. Paulo*, além de escrever artigos para alguns dos principais jornais do país, como *O Globo*, *O Dia* e *Jornal do Brasil*. É autor de *A pregação como arte* e *O caminho do perdão*.

Compartilhe suas impressões de leitura,
mencionando o título da obra, pelo e-mail
**opiniao-do-leitor@mundocristao.com.br**
ou por nossas redes sociais

Esta obra foi composta com tipografia Palatino
e impressa em papel Pólen Natural 70 g/m² na gráfica Imprensa da Fé